Digiu

Intermittente

per Donne

L'Ultima Guida su come Usare Questa Scienza per Sostenere i Vostri Ormoni, la Perdita di Peso e Vivere una Vita Sana. Come Combinare il Metodo 16/8 con la Dieta Keto

Maybelle Cambell

Congratulazioni per l'acquisto di questo libro, e grazie per averlo fatto. Questo libro è stato progettato specificamente per le donne che vogliono ottenere il vantaggio completo del digiuno intermittente per la perdita di peso e altri benefici per la salute.

Maybelle Campbell

Maybelle Cambell

INDICE

5

Introduzione

Il digiuno intermittente è emerso come la nuova mania del tempo. Le ragioni sono ovvie; è altamente efficace e porta risultati. Tuttavia, per ottenere i migliori risultati, è importante comprendere completamente il processo e non perdere i dettagli intricati e importanti.

Il digiuno intermittente è un ottimo modo per perdere peso e bruciare i grassi. Tuttavia, i vantaggi del digiuno intermittente non si limitano a questo. È anche un modo per ottenere un miglioramento olistico della salute. Seguendo una routine di digiuno intermittente in modo corretto può portare un miglioramento anche nei vostri biomarcatori della salute generale. Ma, allo stesso tempo, se non si segue la routine in modo corretto o si esagera in alcune cose, ci possono essere effetti collaterali, soprattutto per le donne.

Lo scopo di questo libro è quello di spiegare il digiuno intermittente dal punto di vista delle donne. È rivolto in particolare alle donne perché un digiuno non corretto può avere un impatto devastante sulla salute fisica e mentale delle donne.

Questo libro non vi darà solo i modi per perdere peso con l'aiuto del digiuno intermittente, ma vi spiegherà anche in dettaglio i modi in cui potete muovervi verso una migliore salute. Spiegherà le principali ragioni che stanno dietro all'accumulo di depositi di grasso e i modi in cui il nostro stile di vita ne è responsabile.

Il digiuno intermittente è semplicemente una moderazione dello stile di vita per uscire dal circolo vizioso dell'aumento di peso e dei disturbi cronici della salute.

Questo libro spiegherà i processi completi e le ragioni per fare le cose nei modi specifici che sono consigliati. Vi darà una comprensione approfondita dell'intero processo del digiuno intermittente.

Spiegherà anche il concetto di dieta chetogenica o dieta chetogenica e come può accentuare i benefici per la salute quando è accoppiato con il digiuno intermittente.

Sarete in grado di comprendere i principi della dieta chetogenica e la scienza che la sottende. Otterrete anche una migliore comprensione del vostro fabbisogno calorico e delle basi alimentari.

Questo libro vi aiuterà anche a capire i modi per far funzionare entrambi questi principi.

La maggior parte delle persone diventa eccessivamente entusiasta quando racconta di una nuova routine e non vuole nemmeno mettere in prospettiva le cose negative. Tuttavia, questo può essere molto pericoloso per l'utente. Questo libro spiegherà anche gli effetti collaterali che si possono affrontare durante la pratica del digiuno intermittente e le cose che si devono sempre tenere a mente mentre si segue la routine.

Questo libro è un tentativo sincero di aiutarvi a capire i principi del digiuno intermittente e i modi in cui può aiutarvi non solo a perdere peso ma anche a migliorare la vostra salute. In questo libro, niente è stato indorato di zucchero per far sembrare le cose più rosee di quanto non siano in realtà. Ho fatto del mio meglio per tenere i fatti davanti a voi e tagliare il disordine in modo che possiate avere una migliore comprensione del concetto per un giudizio chiaro.

Spero che riuscirete a trarre il massimo vantaggio da questo libro.

Ci sono molti libri su questo argomento sul mercato, grazie ancora per aver scelto questo! È stato fatto ogni sforzo per garantire che sia pieno di quante più informazioni utili possibile; godetevelo!

Maybelle Cambell

Capitolo 1: Perché Dovremmo Preoccuparci?

Una Panoramica del Problema

L'obesità è una condizione che non ci è sconosciuta. Che ci piaccia o no, è lì. Si può cercare di liberarsene o imparare a conviverci. La maggior parte delle persone sente lo stress quando inizia ad ingrassare. Nella loro disperazione, provano ogni trucco del libro.

Tuttavia, ci sono anche delle eccezioni. Ci sono persone che rimangono fredde.

- Alcune persone potrebbero davvero trovare le loro maniglie dell'amore carine
- Alcuni possono anche abbracciare un sacco di grasso con un sorriso
- Alcune anime spensierate semplicemente non si preoccupano di espandere le strutture fisiche
- Altri coraggiosi possono anche portare con orgoglio le loro figure paffute

E tutto questo è buono, adorabile e ammirevole.

In qualunque modo si prenda l'obesità, farne uno scherzo non è accettabile.

La vergogna dei grassi è un male. Una persona non deve mai sentirsi minacciata, vergognata, umiliata, o ansiosa semplicemente in virtù del possesso di un diverso tipo di corpo.

Fare questo o esserne la causa in qualsiasi modo è spaventoso, offensivo e criminale.

Tuttavia, questo non significa che le donne in sovrappeso o obese non desiderino una struttura che dia loro più libertà e comodità.

Inoltre, non pregiudica il fatto che l'obesità è la causa principale della maggior parte dei decessi evitabili nel mondo moderno. È un problema reale che ci sta fissando in questo momento sotto forma di **epidemia**. Indipendentemente dal fatto che ci si senta a proprio agio nella propria pelle o meno, l'obesità avrà comunque un impatto negativo.

Il rapporto del National Institute of Health (NIH) afferma che l'obesità è la seconda causa principale di decessi prevenibili negli Stati Uniti. Ogni anno qui perdono la vita più di 300.000 persone, la maggior parte delle quali donne. Questo non è nemmeno un grattare la superficie.

Anche affermare che l'obesità è un grosso problema è un **eufemismo**.

1. L'obesità aumenta il rischio di diabete più volte.

- Lo sapevate che quasi l'80% delle donne diabetiche sono in sovrappeso o obese?

2. L'obesità aumenta il rischio di **PCOS**

   - Sapevate che anche una magra riduzione di peso del 5-7% può aiutare a ripristinare l'equilibrio ormonale e portare sollievo ai sintomi della PCOS?

3. L'obesità aumenta il rischio di malattie cardiache

   - Lo sapevate che in genere 1 persona su 8 muore di malattie cardiache, ma nelle donne questa percentuale è di 1 su 5? Nelle donne obese e diabetiche, questo rischio aumenta ulteriormente del 50% rispetto agli uomini con gli stessi disturbi.

4. L'obesità può influire sull'agilità mentale

   - Uno studio condotto da ricercatori dell'Università Statale dell'Iowa ha rivelato che il grasso della pancia alta porta ad una più rapida degradazione dell'agilità mentale. L'obesità e le cause correlate portano a una diminuzione dell'agilità mentale delle vittime.

Considerando l'obesità, un mero problema cosmetico è uno dei più grandi errori che si commettono. Ha conseguenze di vasta portata.

Ma questo lo sappiamo già. Non è vero?

Eppure, la preoccupazione più grande che le donne hanno alla prima occasione di aumento di peso è l'impatto che avrebbe sul loro aspetto.

Questa paura mal indirizzata del grasso va oltre i confini dell'età, della razza, dell'etnia, dell'educazione e della classe sociale. È una barriera psicologica che la maggior parte di noi ha creato nella propria mente. Quando riusciamo a capire le reali conseguenze, siamo già su una pericolosa strada a senso unico senza inversioni di marcia.

L'obesità non è solo un grande problema in sé, ma è anche un pacchetto completo. Porta con sé una serie di comorbidità come il diabete, la PCOS, le malattie cardiache, la depressione, lo stress e l'ipertensione. L'elenco può diventare piuttosto grande, perché se si guarda da vicino, si troverà l'obesità come causa correlata nella maggior parte dei 900.000 decessi evitabili segnalati ogni anno negli Stati Uniti.

Non è che la maggior parte delle donne non riconosca già il problema; il problema è che la maggior parte delle donne non lo guarda nel **giusto contesto**.

Per la maggior parte delle donne, diabete, problemi cardiaci, colesterolo alto, pressione alta, ictus, sono i problemi di un futuro lontano. La maggior parte delle donne ritiene che questi problemi accadano ad altri. Questi sono i problemi della mezza età o meglio ancora della "vecchiaia".

Hanno ragione in larga misura nel modo sbagliato.

- È corretto; non ti verrà il diabete il giorno dopo mangiando una bustina piena di zucchero.
- È un fatto assoluto che l'accumulo di colesterolo alto non si verifica in un giorno. È il risultato di anni di incoscienza.

La maggior parte delle malattie di cui abbiamo parlato finora sono di natura cronica. Ci vogliono anni, a volte anche decenni, per svilupparsi. Tutto inizia con un unico problema senza sintomi. Continuerebbe a causare il danno. Continuerebbe a spingere altri sistemi fuori equilibrio. Ci vogliono tra i 10 e i 20 anni perché la prima malattia cronica dimostri pienamente la sua mostruosità. Tuttavia, le altre comorbidità sarebbero rapide da seguire.

Quando queste malattie croniche finalmente colpiscono, la gente semplicemente non riesce a capire cosa gli è appena successo, ma per allora è letteralmente troppo tardi.

Sapete che 4 adulti su 10 negli Stati Uniti hanno avuto più di una malattia cronica?

Sapevate anche che questo tasso è molto più alto nelle donne?

Un fatto scientifico:

Le donne sono suscettibili di ingrassare. Il loro corpo è progettato in modo tale che tendono ad ingrassare molto più velocemente. Anche la percentuale di grasso naturale nel corpo di una donna è molto più alta di quella del corpo di un uomo. Questo è il costo di avere il potere di avere un figlio.

Tuttavia, questo aumenta anche i rischi:

La percentuale di uomini obesi, compresi gli uomini estremamente obesi negli Stati Uniti, è del 35%. Nelle donne, invece, questa percentuale è del 40,4.

Il tasso di obesità estrema negli uomini è del 5,5%, mentre nelle donne è del 9,9%.

Tra i 40 e i 50 anni, circa il 38% degli uomini è obeso. La percentuale di donne obese in questa fascia d'età è del 42%.

Vi sorprenderebbe sapere che negli Stati Uniti il 69% di tutte le donne oltre i 20 anni è sovrappeso o obeso? La percentuale di donne con una clessidra invidiosa è solo dell'8%.

È comprensibile che essere donna possa essere dura a volte. C'è molto da gestire. Eppure, se non si tiene conto del fatto che una donna su cinque che muore negli Stati Uniti ha l'obesità come causa principale può essere molto da trascurare.

La cosa triste è che questa non è la fine.

Nel 2015, solo negli Stati Uniti, c'erano più di 30,3 milioni di persone con diabete di tipo 2. Nello stesso anno, infatti, sono stati trovati 1,5 milioni di nuovi casi di diabete di tipo 2. Le donne hanno sconfitto facilmente gli uomini, anche in questo caso. Sono state 787.000 le donne e 743.000 gli uomini nei nuovi pazienti diabetici scoperti.

Gli studi hanno rilevato che i pazienti diabetici hanno un rischio maggiore del 53% di malattie cardiache. Tuttavia, lo studio ha anche riportato che le donne diabetiche hanno un rischio di malattie cardiache superiore del 50% rispetto agli uomini.

La PCOS (Polycystic Ovarian Syndrome) è un problema comune nelle donne negli Stati Uniti. Ha anche uno strano rapporto con l'obesità. Gli studi suggeriscono che l'80% delle donne con PCOS negli Stati Uniti sono in sovrappeso o obese. Gli studi sostengono anche l'osservazione che il sovrappeso o le donne hanno una maggiore tendenza a sviluppare la PCOS. Si tratta di un settore in cui le donne hanno naturalmente il monopolio e quindi non si possono trarre cifre competitive.

L'obesità è un grave rischio per la salute e aumenta il rischio di altre malattie.

L'obesità e il diabete funzionano a braccetto. L'obesità crea un rischio ancora maggiore di malattie cardiache. Il numero di trigliceridi o di acidi grassi liberi nel sangue aumenta a causa di un'elevata quantità di produzione di grassi, e questo causa molti danni al cuore. L'ipertensione arteriosa è un altro problema che nasce con l'obesità. Lo spiacevole rigonfiamento creato dall'obesità alla pancia e ad altre aree indesiderate è un problema vecchio che persiste come sempre.

- Alcune donne conoscono chiaramente la maggior parte dei rischi per la salute dell'obesità.
- Alcune donne conoscono alcuni dei rischi dell'obesità.

Ma quanti di voi lo sanno:

L'obesità è solo un effetto e non la causa dei problemi

L'obesità si prende la maggior parte delle colpe semplicemente perché ha una presenza visibile. Può essere dietro la maggior parte delle complicazioni di salute in questi giorni, ma l'obesità in sé si verifica a causa del malfunzionamento di alcune funzioni molto importanti nel corpo. Fino a quando questi problemi non saranno affrontati, l'obesità rimarrà un grosso problema per voi. Non importa quanto duramente si corre, la dieta, o pentirsi, il grasso rimarrebbe irremovibile.

La prima parte di questo libro vi aiuterà a capire alcune cose molto importanti che di solito rimangono mancanti nelle discussioni sulla perdita di peso.

1. Perché qualsiasi cosa mangiate sembra essere aggiunta ai vostri rigonfiamenti di grasso?
2. Perché è così difficile perdere peso?
3. Quali sono le ragioni delle ricadute di peso senza fine?
4. Cosa causa l'aumento di peso in primo luogo?
5. Perché la circonferenza della vita rimane invariata, anche se il peso scende durante le diete ipocaloriche?
6. Cosa rende il grasso corporeo così pericoloso per il cuore?
7. Perché l'obesità e il diabete creano un doppio effetto?
8. Qual è il rapporto tra diabete e PCOS e come questo libro può aiutarvi ad affrontare la PCOS?

E molto di più.

Maybelle Cambell

Capitolo 2: Cosa ci Rende Obesi?

I Problemi Fondamentali

L'obesità è un problema complesso. Ci possono essere diversi fattori che possono rendere una persona obesa. Alcuni fattori sono al di fuori del nostro controllo, come il contributo dei geni. I fattori genetici possono giocare un ruolo cruciale nel rendere una persona grassa.

Ci sono fattori che portano all'obesità temporanea come la gravidanza. Quando una donna concepisce, il corpo inizia ad accumulare grasso ad un ritmo molto più veloce, perché è un grande requisito. Ma questo grasso può essere fatto sparire. La maggior parte delle donne non è in grado di farlo per vari motivi.

Alcune donne possono ingrassare a causa di vari problemi ormonali, ma anche questi possono essere gestiti in larga misura, ma purtroppo rimangono ignorati. Tuttavia, la ragione più comune per l'obesità è il palese abuso di cibo e la mancanza di attività fisica.

Cercheremo ora di capire i problemi di base che portano all'obesità nelle donne.

I motivi principali

Cambiamenti ormonali

Nel corpo di una donna, gli ormoni giocano un ruolo fondamentale. C'è un equilibrio ormonale molto delicato in gioco, e se questo equilibrio viene disturbato, può portare a una serie di problemi come problemi del ciclo mestruale, difficoltà di concepimento, infertilità e aumento di peso. Tuttavia, prima di legare tutti i vostri guai di obesità a problemi ormonali, è importante capire i problemi ormonali che portano all'obesità e cosa li causa.

In questo capitolo parleremo brevemente di questi problemi ormonali e vi spiegheremo i problemi che causano. Ne parleremo più dettagliatamente più avanti nel libro e vi spiegheremo anche l'impatto del digiuno intermittente su questi squilibri ormonali.

- **Insulina** - L'ormone dell'accumulo di grasso: lo squilibrio in questo ormone può essere foriero di problemi. Questo è uno degli ormoni più dominanti che portano all'obesità. È dietro la maggior parte delle catastrofi come l'obesità, PCOS e diabete. Tuttavia, prima di iniziare a fare un'immagine oscura di questo ormone nella vostra mente e iniziare a maledirlo, ricordate che è anche uno degli ormoni più importanti del corpo. Questo ormone aiuta le cellule del corpo ad assorbire il glucosio per la sopravvivenza. Inoltre, immagazzina il glucosio in eccesso come grasso. Senza questo ormone, il corpo non può sopravvivere. Si tratta di un ormone di cui il corpo ha un disperato bisogno, ma a un ritmo costante. Quando il corpo smette di produrre questo ormone nella quantità richiesta, si ottiene il diabete. Quando il corpo smette di rispondere ai segnali di questo ormone, si ottiene l'insulino-resistenza. La resistenza all'insulina è la ragione principale dell'obesità. Cattive abitudini alimentari, cibi poco sani e uno stile di vita sedentario sono alcune delle cose che portano all'insulino-resistenza. La buona notizia è che l'insulino-resistenza può essere invertita. Il fatto difficile, senza trattare l'insulino-resistenza, è che non si può uscire dalla trappola dell'obesità. Il digiuno intermittente è il modo più affidabile per invertire la sensibilità all'insulina.

- **Leptina** - L'ormone della pazienza: Questo ormone è un ormone prodotto dalle cellule adipose del corpo. Quando qualcuno ha mangiato la quantità richiesta, questo ormone istruisce il cervello a smettere di mangiare facendo sentire il corpo soddisfatto. Tuttavia, l'infiammazione nelle cellule di grasso può influenzare questo meccanismo, e la persona non può mai sentirsi soddisfatto con il cibo. È un problema con il quale molte persone obese si identificheranno. Non è la loro fame di cibo, ma l'incapacità di sentirsi sazio che porta a questo problema. È un grande motivo per tenervi legati al circolo vizioso dell'obesità.

- **Ormone della crescita - L'ormone brucia-grassi**: Il corpo produce questo ormone in grandi quantità in età più giovane, in quanto è necessario per favorire la crescita. Tuttavia, una delle qualità di questo ormone include anche una combustione più veloce dei grassi. Con l'età, la produzione di questo ormone diminuisce. In determinate condizioni, la produzione di questo ormone può fermarsi completamente, e questo può rendere molto difficile la combustione dei grassi. La presenza eccessiva di insulina può anche inibire la produzione dell'ormone della crescita e rendere difficile la combustione dei grassi, portando anche all'obesità. Il digiuno intermittente può aiutare ad aumentare la produzione dell'ormone della crescita nel corpo.

- **Cortisolo** - L'ormone dello stress: E' un ormone che il corpo produce quando subisce qualsiasi tipo di stress. Lo stress può essere fisiologico, psicologico o emotivo, ma se lo stress persiste a lungo, l'impatto di questo ormone sul corpo sarebbe comunque dannoso. Questo libro vi aiuterà a comprendere i modi in cui questo stress può essere ridotto seguendo il digiuno intermittente.

Abitudini alimentari povere: Questo è facile. Sappiamo tutti che le cattive abitudini alimentari possono portare all'obesità. Alcune donne semplicemente non riescono a controllare la quantità di cibo che mangiano e il tipo di dipendenza dal cibo.

24

Non trattano il cibo come un mezzo di sopravvivenza, ma vi si aggrappano per avere un sostegno mentale ed emotivo. Questo tipo di alimentazione può essere pericoloso, e porterà certamente all'obesità. C'è un malinteso generale secondo il quale mangiare in modo regolamentato può anche portare all'obesità, ed è per questo che la maggior parte delle donne finisce per seguire diete ipocaloriche severe, che sono quantomeno punitive. Come ho già detto, è un'idea sbagliata. Mangiare secondo le esigenze del corpo non provoca l'obesità, ma è una necessità. Tuttavia, l'eccesso di cibo è un problema che deve essere affrontato. Ne parleremo più in dettaglio in questo libro.

Le cattive abitudini alimentari includono due cose principali:

- **Mangiare troppo**: Eccedere in qualcosa è dannoso, e mangiare non può essere un'eccezione. Le calorie in eccesso che si consumano finiscono per essere immagazzinate come grasso. Tuttavia, la storia dell'obesità è molto più profonda. L'eccesso di cibo e la tendenza a mangiare sempre più spesso hanno conseguenze più oscure. L'eccesso di cibo può portare a vari squilibri ormonali nel corpo. Provoca resistenza all'insulina e alla leptina, e quindi l'accumulo di grasso aumenta.

- **Mangiare frequentemente**: Non è la quantità di cibo che si mangia a causare i danni maggiori, ma la frequenza con cui lo si mangia. Il consumo

25

frequente di pasti crea un grosso problema per l'intero meccanismo di assorbimento dell'energia e causa la resistenza all'insulina nell'organismo.

Cibo spazzatura: Ancora una volta, nessun cervellone per aver indovinato che il cibo spazzatura porterebbe all'obesità. Non si può mai consumare cibo spazzatura con cautela, punto. È pieno di zucchero, sale e grassi trans. Porta alle voglie. Prende semplicemente il controllo dei vostri poteri discrezionali. Non ne hai mai abbastanza. Certamente vi farà ingrassare. Non c'è un limite sicuro di mangiare cibo spazzatura.

Il consumo eccessivo di zucchero: Questa è una parte di cui parleremo in dettaglio in questo libro. Lo zucchero è una delle cose più dannose che certamente porterà all'obesità. Otteniamo già la quantità di zucchero necessaria da fonti di cibo naturale. Lo zucchero raffinato consumato in qualsiasi forma danneggia il nostro sistema e porta all'obesità. Mangiare zucchero nei prodotti alimentari o bere bevande zuccherate riempie il corpo solo con calorie vuote che causano gravi danni e portano alla voglia di cibo. Avreste delle voglie e vorreste consumarle sempre di nuovo. Gli studi hanno anche scoperto che lo zucchero può creare una forte dipendenza, e il nostro cervello ci si aggancia ad esso.

Mancanza di attività fisica: L'attività fisica aiuta a bruciare calorie più velocemente, e quindi è un ottimo modo per bruciare i grassi. Uno stile di vita sedentario rallenta il processo di combustione dei grassi e porta anche a vari problemi di salute.

I geni: Questo è un settore in cui si ha poco controllo. Erediteremo i geni dai nostri antenati, che possono renderci inclini all'aumento di peso. Tuttavia, la maggior parte delle persone usa i geni come scudo per l'aumento di peso. È vero che alcuni geni possono rendere sensibili all'aumento di peso, ma ciò non significa che non si possa fare nulla per contrastarlo. Una dieta corretta, uno stile di vita e una gestione corretta possono aiutarvi ad evitare questo problema.

Malattie: Ci sono diverse malattie che possono portare all'aumento di peso. Ad esempio, la PCOS rende l'aumento di peso molto più veloce. Anche i pazienti diabetici iniziano ad aumentare di peso rapidamente. Ci sono diversi disturbi fisici e mentali che aumentano la tendenza di una persona ad aumentare di peso.

Farmaci: Ci sono diversi farmaci che possono portare all'aumento di peso. È sempre meglio essere consapevoli degli effetti collaterali dei farmaci che si assumono e lavorare nella giusta direzione per evitare i problemi da essi causati.

Interrompere l'allattamento precoce: anche questo è un problema che può portare ad un aumento di peso. È stato notato che le donne che allattano più a lungo sono in grado di perdere peso più velocemente. Le donne che interrompono l'allattamento precocemente tendono a trattenere il grasso e trovano difficile scioglierlo in seguito.

Informazioni errate: Anche un'informazione sbagliata è una grande causa di obesità. L'obesità è un problema diffuso, ed è anche alla base di molti altri problemi di salute. Pertanto, è naturale che le persone cerchino la sua soluzione. Tuttavia, la maggior parte delle volte, le informazioni che arrivano attraverso il web non sono accurate, o il lettore non ha i mezzi per comprendere o applicare correttamente tali informazioni e può anche portare all'obesità. Il marketing aggressivo da parte delle aziende produttrici di alimenti porta anche a disinformazione. Varie pubblicità di prodotti alimentari gridano in alto la loro voce che il grasso è un male, ma nessuno di loro dice di usare lo zucchero per compensare la perdita di grasso nei loro prodotti ed è anche peggio del grasso. Un tempo, in passato, anche il governo consigliava alla gente di consumare più carboidrati per una buona salute.

L'Obesità non è la Causa del Problema - è una Conseguenza

C'è un malinteso generale che ci rende malsani perché siamo diventati obesi. In realtà, è il contrario. Si diventa obesi perché ci sono stati problemi di salute di fondo che sono stati a lungo ignorati, e l'accumulo di grasso è solo una conseguenza di questi problemi. Se si vuole combattere l'obesità, bisogna capire che l'obesità non è una causa ma un effetto.

Esaminiamo alcuni dei principali problemi di salute:

Il diabete: Il diabete è un problema di salute debilitante. La gente lo identifica semplicemente come un problema in cui l'organismo non è in grado di produrre insulina in quantità adeguata e quindi deve affrontare problemi di regolazione del livello di zucchero nel sangue. Tuttavia, il diabete di tipo 2, il tipo di diabete più comune, inizia come resistenza all'insulina e crea un grosso problema nel meccanismo di accumulo dei grassi. Non è l'obesità a causare il diabete, ma i fattori che portano al diabete portano anche all'obesità. Invertire la resistenza all'insulina può salvarvi dal diabete e dall'obesità allo stesso tempo.

Problemi cardiovascolari: Le persone credono erroneamente che l'obesità sia la causa principale di tutti i loro problemi cardiovascolari. È vero che l'obesità porterebbe a problemi cardiaci, ma non inizia mai così. Gli alti livelli di zucchero nel sangue, l'alta pressione sanguigna e le quantità eccessive di un acido grasso libero chiamato trigliceride nel sangue causano il problema. Dietro a tutti questi tre problemi, il fattore più importante è la resistenza all'insulina.

Alta pressione sanguigna: l'alta pressione sanguigna può danneggiarvi in modo grave. Fa male al cuore, ai reni e al cervello. La resistenza all'insulina è una delle cause principali dell'alta pressione sanguigna nel corpo.

Colesterolo alto: il colesterolo alto e il colesterolo cattivo alto come le LDL (lipoproteine a bassa densità) e le TG (trigliceridi) per essere molto specifici sono le ragioni più importanti dietro la maggior parte dei danni al cuore. La resistenza all'insulina contribuisce in larga misura all'aumento della produzione di entrambi questi colesteroli cattivi.

Infiammazioni croniche: Infiammazioni che durano per periodi irragionevolmente lunghi possono essere molto dannose per il corpo. La causa principale delle infiammazioni è lo stress eccessivo sull'organismo, lo stile di vita malsano, il sistema immunitario iperattivo e il cibo di scarsa qualità. Porta anche all'obesità. L'infiammazione delle cellule adipose è uno dei motivi principali dietro lo scarso controllo dell'appetito tra le persone obese. Può essere trattata con una dieta sana e un digiuno intermittente.

PCOS: Le cisti nelle ovaie possono rendere la vita di una donna molto difficile. Portano ad aumento di peso, cattiva gestione degli zuccheri nel sangue, dolore, periodi irregolari, infertilità e altri problemi simili. È stato scientificamente provato che la resistenza all'insulina è uno dei motivi principali alla base della PCOS.

Il corpo funziona come un'unità. Se una funzione viene colpita, altre funzioni ne vengono inevitabilmente colpite. Questi processi sono così strettamente collegati tra loro che è difficile per le persone identificare il colpevole giusto. La maggior parte delle ragioni che portano all'obesità sono di natura silenziosa.

Continuano a danneggiare il corpo e raramente hanno un impatto diretto. Quando il grasso inizia ad apparire, è visibile, e quindi la gente lo prende come la causa principale del problema.

È molto importante identificare correttamente il colpevole principale, e quindi solo il problema può essere affrontato con precisione.

Vi siete mai chiesti perché le persone devono seguire diete punitive per mesi, eppure non perdono grassi significativi? Succede perché non affrontano il problema giusto. Nella maggior parte dei casi, è la resistenza all'insulina a causare il problema. Se si cerca di eliminare l'obesità senza cercare di invertire la resistenza all'insulina, il risultato finale sarebbe un fallimento.

Capitolo 3: Perché Falliamo?

Resistenza all'Insulina - Il Diavolo Nascosto

Vi siete mai chiesti il motivo per non riuscire a perdere peso anche dopo averci provato così tanto?

Ti dà fastidio che, in ogni caso, il grasso della pancia rimanga sempre presente?

La ricaduta di peso è diventata una maledizione anche per te?

Anche quando si muore di fame a causa di quelle diete punitive che limitano le calorie, il grasso della pancia non sembra mai muoversi.

Sapete il motivo, perché?

Stiamo cercando di risolvere il problema dell'obesità nello stesso modo in cui Cristoforo Colombo cercò di trovare l'Estremo Oriente, andando nella direzione sbagliata.

È una ricerca di risposte senza senso.

Le diete ipocaloriche sono il mezzo preferito per perdere peso. Le donne seguono queste diete e si privano di cibo regolare per mesi. All'inizio perdono un po' di peso. Si sentono euforiche. Sentono che le diete funzionano. Questo dà loro la spinta necessaria.

Tuttavia, dopo un po' di tempo, il progresso si blocca. La perdita di peso si ferma. Dopo un certo periodo di tempo devono abbandonare la dieta, ed è allora che inizia il vero danno. Iniziano ad aumentare di peso. Purtroppo, alcune donne aumentano di peso e risultano più grasse rispetto a quando avevano iniziato.

La ragione è...

Quando ci si mette a dieta e si inizia a ridurre l'apporto calorico, il corpo entra in una modalità di gestione delle crisi. Ognuno ha un determinato fabbisogno energetico. Il consumo di meno fa pensare all'organismo che qualcosa sia andato storto. Comincia a ridurre il fabbisogno energetico da gestire all'interno dell'alimentazione corrente. Comincia a spegnere tutti i processi che consumano energia in eccesso ma che non sono importanti per la sopravvivenza.

Uno di questi processi è la gestione della temperatura.

Il nostro corpo trattiene molta acqua per mantenere una temperatura confortevole. Tuttavia, utilizza anche molta energia. Quando si segue una dieta ipocalorica, il corpo si libera dell'acqua in eccesso in modo da poter risparmiare energia. Questo si chiama scarico dell'acqua. Questa è la ragione per cui le persone iniziano a perdere rapidamente peso quando seguono una dieta ipocalorica.

Tuttavia, è anche una grande ragione per tale motivo per iniziare a sentire irragionevolmente freddo o caldo. Quell'acqua forniva loro il comfort richiesto.

Quando si segue una dieta ipocalorica, si inizia anche a sentirsi deboli e letargici. Questo accade perché il corpo cerca di conservare quanta più energia possibile.

Anche se il peso scende un po', raramente le persone vedono una riduzione della circonferenza della vita. La ragione è la loro incapacità di bruciare i grassi. La restrizione calorica riduce il consumo di energia del corpo. Tuttavia, non porta a bruciare i grassi. La combustione dei grassi è un processo completamente diverso. Il corpo brucerebbe i grassi solo come ultima risorsa. Questo può accadere solo quando il corpo smette completamente di ricevere energia da fonti esterne. Senza interrompere completamente la fornitura di energia, non è possibile colpire le riserve di grasso. Se si abbassa il tasso di fornitura di energia, il corpo abbasserebbe il suo fabbisogno di energia solo per uguagliare la fornitura. Non colpirebbe le sue preziose riserve di grasso.

Questo è esattamente ciò che succede quando si pratica una severa restrizione calorica. Il vostro corpo abbassa il suo fabbisogno energetico in modo che corrisponda all'apporto. Il letargo e la perdita di energia che sentite è semplicemente il risultato della conservazione dell'energia.

Tuttavia, in tutto questo processo, non si verifica alcuna combustione dei grassi. Non c'è alcuna perdita di peso reale. Qualunque sia la perdita di peso, è solo il peso dell'acqua che ritorna non appena si riprende una dieta normale. Questo è il motivo per cui la ricaduta di peso è così veloce.

Il corpo è ancora allo stesso stadio. L'unica cosa che avete perso è la vostra energia e la volontà.

Ora, la domanda importante è:

Perché è così difficile bruciare i grassi?

Bruciare i grassi è così difficile perché non si fornisce l'ambiente giusto per bruciare i grassi. È qui che entra in gioco l'insulina.

Prima di tornare a bruciare i grassi, dovete capire il ruolo dell'insulina in tutto questo processo. Spiegherà anche il modo in cui la resistenza all'insulina si sviluppa e il modo in cui provoca danni alla salute.

Insulina

L'insulina è uno degli ormoni più importanti del corpo. È un ormone anabolizzante. Ha due ruoli chiave nel corpo.

1. Aiuta le cellule ad assorbire il glucosio nel flusso sanguigno.
2. Normalizza i livelli di zucchero nel sangue immagazzinando lo zucchero in eccesso nel corpo come glicogeno, grassi e acidi grassi liberi.

È l'ormone principale di stoccaggio del grasso. Fino a quando non c'è un'alta presenza di insulina nel sangue, il corpo rimarrebbe in una modalità di stoccaggio dei grassi. Non inizierà a bruciare i grassi per produrre energia.

Il meccanismo di accumulo di energia dell'insulina

- Il corpo elabora il cibo e scompone le sostanze nutritive.
- Converte rapidamente i carboidrati in glucosio.
- Poi rilascia il glucosio nel flusso sanguigno.
- Il glucosio è il carburante che le vostre celle possono consumare direttamente senza ulteriori elaborazioni.
- Il pancreas del corpo percepisce l'improvviso aumento dei livelli di glucosio nel sangue.
- Uno dei compiti del pancreas è quello di produrre un ormone chiamato insulina per garantire che i livelli di glucosio nel sangue rimangano stabili.
- Le cellule possono usare il glucosio nella sua forma attuale, ma non possono assorbirlo direttamente dal sangue.
- L'insulina agisce come una chiave della serratura che potrebbe aiutarli ad assorbire il glucosio.
- Le cellule possono assorbire il glucosio solo in quantità limitate in quanto non hanno la capacità di immagazzinare molto.
- Se il livello di zucchero nel sangue è ancora alto, l'insulina inizierebbe a conservare questo zucchero come glicogeno e grasso

Questo è l'intero meccanismo di immagazzinamento dell'energia

Idealmente, le calorie consumate dovrebbero essere pari al vostro fabbisogno calorico. Di solito non è così.

Viviamo in un'epoca di abbondanza alimentare. Le nostre abitudini alimentari sono diventate tali che consumiamo cibo in continuazione. Ci sono spuntini dopo spuntini più volte al giorno. Ci piace mangiare mentre guardiamo la TV. Ci piace mangiare mentre ci sediamo a chiacchierare con qualcuno. Ci piace consumare calorie quando siamo felici. Ci piace mangiare quando ci sentiamo tristi.

Tutto questo porta a un consumo eccessivo di calorie, e questo accade ripetutamente più volte al giorno.

Questa è la radice del problema.

L'assunzione ripetuta di cibo provoca frequenti picchi di insulina. Il livello di insulina nel sangue continua a rimanere alto, e questo rende le cellule lente ai segnali insulinici. Questo problema è chiamato resistenza all'insulina. Questo è ciò che porta all'obesità.

Cerchiamo di capirlo nel dettaglio. Questa è la parte più importante del problema.

Lo sviluppo della resistenza all'insulina:

La resistenza all'insulina non è una condizione che si sviluppa da un giorno all'altro. È un problema causato dall'abuso costante di cibo.

- Quando si consuma cibo, esso viene convertito in glucosio.
- Questo glucosio viene poi assorbito dalle cellule.
- L'insulina agisce come il principale stimolatore del processo.
- Senza insulina, le cellule non possono assorbire il glucosio.
- Ogni volta che i livelli di glucosio nel sangue salgono, il pancreas inizia a pompare insulina.
- Il pancreas segnala alle cellule di assorbire il glucosio in modo che i livelli di zucchero nel sangue possano essere abbassati.
- Ma, se si consumano i pasti di frequente, le cellule avranno già un sacco di glucosio.
- Non saranno in grado di assorbire altro glucosio.
- L'insulina continuerà ad inviare loro segnali come se li costringesse ad aprirsi.
- Diventa una routine fastidiosa. Le cellule smettono di rispondere ai segnali di insulina.
- Iniziano a resistere all'insulina.
- Questo è l'inizio della resistenza all'insulina

A questo livello, più cose si svolgono contemporaneamente e tutto si sommerebbe al problema.

1. Le cellule smettono di rispondere ai segnali dell'insulina. Quindi i livelli di zucchero nel sangue comincerebbero a rimanere irragionevolmente alti per periodi irragionevolmente lunghi.

2. Le cellule non sarebbero in grado di assorbire facilmente l'energia, e quindi continuerebbero a sentirsi affamate di energia. I livelli di energia si abbasserebbero.

3. Il pancreas continuerebbe a percepire alti livelli di zucchero nel sangue, e quindi avrebbe luogo il pompaggio di sempre più insulina. Le cellule che erano già stufe di insulina alta avranno più insulina da smaltire. Questa condizione è chiamata insulinemia. Questo li renderà ancora più resistenti all'insulina.

4. Quasi tutte le calorie consumate saranno convertite in grasso.

La resistenza all'insulina è una condizione creata dall'abitudine di consumare pasti frequenti.

Dovete capire che:

- Qualsiasi cosa, per quanto piccola, se rilascia anche solo poche calorie, invocherà una risposta insulinica dal pancreas.

- Questo significa che anche se si hanno gomme da masticare addolcite due volte al giorno, si ottengono due casi di risposta all'insulina.

- Bere qualsiasi tipo di bevanda zuccherata, qualche boccone di cibo, pop-corn, soda dietetica, patatine fritte o qualsiasi cosa che rilasci anche solo poche calorie invocherebbe una risposta insulinica.

- Dopo ogni risposta insulinica, ci vogliono circa 8-12 ore perché i livelli di insulina scendano.

- Pertanto, se si ha la prima risposta calorica alle 8 del mattino e dura intorno alle 10 di sera, il vostro corpo non sarà mai in grado di sperimentare un periodo in cui i livelli di insulina si abbassano.

Questo porterà ad una **RESISTENZA ALL'INSULINA**

Per un secondo, lasciate fuori tutte le calorie che avete consumato durante la giornata. Anche se hanno un impatto profondo, per ora dimentichiamole e concentriamoci su questo problema.

Il semplice consumo di troppi pasti al giorno porterà anche all'obesità, indipendentemente dal numero di calorie che si consumano. Anche se si consuma un numero di calorie inferiore al fabbisogno, il problema sarebbe lo stesso per voi. Ricordate, le cellule non risponderebbero ai segnali insulinici. Avrebbero bisogno di energia, ma non sarebbero in grado di assorbirla, e quindi la maggior parte delle calorie che consumate verrebbe convertita in grasso.

Questa è la causa principale dell'obesità. È anche il motivo principale per cui le diete ipocaloriche falliscono.

L'insulina, oltre ad essere un messaggero per le cellule, è anche il principale ormone che immagazzina i grassi. È di natura anabolica. Nei mezzi, ha la tendenza ad accumulare grasso. Ciò implica che fino a quando il vostro corpo non ha una presenza di insulina elevata, non importa quanto duramente ci proviate, non sarete in grado di perdere peso.

Questo è un altro motivo per cui le persone non sono in grado di perdere peso anche dopo averci provato così tanto.

Il vero segno di un qualsiasi progresso è una riduzione della circonferenza della vita.

Non si deve mai prendere la semplice perdita di peso come un segno di progresso. Se volete vedere se state effettivamente facendo dei progressi, dovete usare la bilancia e il nastro adesivo allo stesso tempo. Ci possono essere momenti in cui si può aumentare di peso sulla bilancia, ma perdere centimetri sul nastro. Questo è il momento in cui farete dei veri progressi.

Questo accade quando si sta effettivamente bruciando il grasso, ma guadagnando muscoli al posto del grasso. Il grasso è voluminoso ma non pesa molto. Mentre i muscoli sono compatti ma pesano di più. Questo è il motivo per cui si può pesare di più, ma la circonferenza della vita scenderebbe, e questo è un segno di grande progresso. Questo è il tipo di risultato che ci si dovrebbe aspettare mentre si segue un digiuno intermittente.

Per riassumere:

- La resistenza all'insulina è la ragione principale dietro l'obesità e altri disturbi correlati.
- Mangiare a intervalli frequenti è la causa principale della resistenza all'insulina nel corpo.
- La resistenza all'insulina renderà impossibile perdere il grasso corporeo.
- Porterà anche ad una serie di altri disturbi di salute.

Maybelle Cambell

CAPITOLO 4: Cos'è il Digiuno Intermittente?

Non è una Dieta

Il digiuno intermittente è un concetto molto semplice di mangiare volutamente in modo controllato. È un approccio a tempo per mangiare il cibo. In questo metodo, si seguono periodi di digiuno e di festa nello stesso giorno. È possibile consumare 2-3 pasti all'interno della finestra di digiuno/mangiare in un giorno. Durante il periodo di digiuno del giorno, non consumerete nulla che contenga calorie. Questo include anche bevande zuccherate o qualsiasi altra cosa che contenga calorie.

In questo approccio, dovrete seguire due regole molto semplici.

1. Nel giro di un giorno, i vostri periodi di digiuno sarebbero più lunghi dei vostri periodi di festa.
2. Vi affidereste esclusivamente a pasti nutrienti e togliereste l'abitudine di consumare spuntini frequenti

Dopo il Digiuno Intermittente

Regole per il cibo facile

Il seguente digiuno intermittente è molto semplice. Non è una dieta, e quindi non stabilisce regole molto rigide e veloci per i prodotti alimentari.

Si comprende che uno dei motivi principali della ricaduta di peso nelle diete ipocaloriche è la tentazione del cibo che si accumula a causa delle severe restrizioni. Una volta eliminate le restrizioni, i dietati vogliono semplicemente avere tutti quei prodotti alimentari di cui sono stati privati. Questo porta ad abbuffarsi di cibo, e quindi tutto lo sforzo che avevano fatto nell'ultimo mese viene lavato via nello scarico. Una restrizione completa porta al desiderio, e questo non è molto salutare né per il corpo né per la mente. Il digiuno intermittente non impone tali restrizioni alimentari.

È più facile pensare che non si commettano tali errori e che ci si astenga dal mangiare in modo sconsiderato dopo aver abbandonato la dieta. Tuttavia, quando si sperimenta una tale privazione di cibo da molto tempo, la maggior parte delle altre cose diventano irrilevanti. Tutto inizia con un piccolo morso e poi la tentazione prende il sopravvento.

Il digiuno intermittente non impone tali restrizioni ai praticanti. Durante il digiuno si può mangiare praticamente di tutto. È auspicabile mangiare "articoli non molto salutari" solo in quantità molto piccole, ma non c'è bisogno di abbandonarli completamente e continuare a desiderare.

Ad esempio, se i vostri colleghi stanno festeggiando qualcosa e voi siete stati invitati, non dovete continuare a desiderare e a sbavare sulla torta che giace al centro. Potete mangiarne un pezzettino. Non è una cosa molto salutare da mangiare, e quindi sarebbe saggio mangiarla solo in piccole quantità. Mangiare queste cose anche in piccole quantità mette fine all'infinita brama della mente.

Nel corpo di una donna, non è l'intestino, ma la mente a desiderare tali alimenti. La privazione del cibo può causare ansia, frustrazione, rabbia e depressione. È un grande motivo per cui le diete ipocaloriche portano a sbalzi d'umore nelle donne. Il cibo fornisce conforto e sicurezza. Mettere restrizioni a lungo termine sul cibo può iniziare a far sentire la mente insicura.

È importante eliminare dalla vostra vita quotidiana il cibo spazzatura, gli alimenti ad alto contenuto di zucchero, le bevande zuccherate, le patatine, i biscotti, i biscotti, i cracker, i ciambella e altri alimenti simili. Tuttavia, il processo deve essere graduale, e non dovrebbe creare una sensazione di desiderio e disperazione. Il digiuno intermittente vi dà il tempo di portare questo cambiamento gradualmente. Si può iniziare limitando prima le dimensioni delle porzioni di tali cose e poi passare alla loro completa eliminazione dalla vostra dieta.

Le finestre per il banchetto e il digiuno

47

Ogni giorno dovrete digiunare per un certo periodo di tempo. Per le donne, digiunare per 14 ore è l'ideale. Le aiuta a perdere peso velocemente e non ostacola il loro equilibrio ormonale.

La maggior parte delle persone pensa che il digiuno sia un compito molto difficile e potrebbe non essere in grado di seguire una routine di digiuno. Il bello del digiuno intermittente è che non è mai troppo pesante per il praticante. Dato che portano questo cambiamento gradualmente. Se pensate di essere in grado di praticare perfettamente l'intera routine fin dal primo giorno, allora vi sbagliate. Tuttavia, se la transizione avviene lentamente, il digiuno intermittente è il modo più semplice per bruciare i grassi.

La maggior parte della routine di digiuno passa mentre si è ancora nel sonno, e quindi non si ha fame o voglia di mangiare. L'ultima parte della routine di digiuno cade nell'ora della veglia, ma anche questo può essere gestito con una sana routine. Se la si segue con una dieta corretta, non ci saranno più i morsi della fame.

Le donne hanno una finestra di digiuno di 10 ore. Questa finestra dà loro la libertà di passare tutta la giornata attiva e lavorativa senza la restrizione del digiuno.

Si può consumare il primo pasto della giornata alle 9 del mattino e l'ultimo pasto della giornata alle 7 della sera.

Il semplice rispetto di questo programma di non mangiare nelle restanti 14 ore della giornata può avere effetti benefici per la salute. Bruciare i grassi e perdere peso diventerebbe più facile di quanto si possa immaginare.

Cosa lo rende efficace

La prima cosa che rende il digiuno intermittente così efficace è la sua **capacità di invertire la resistenza all'insulina** e di portare sensibilità all'insulina.

La causa principale della resistenza all'insulina nel corpo è la sovraesposizione dell'insulina alle cellule. Maggiore è il numero di pasti consumati, minore sarà la durata tra un pasto e l'altro. Ciò significa che le vostre cellule non avrebbero la possibilità di riposare. L'insulina continuerebbe a bussare continuamente alle loro porte per l'assorbimento del glucosio.

Lo stile di vita moderno è diventato tale che si tende a consumare la cena a tarda notte. Ad alcune persone piace persino lavorare la sera tardi e bere caffè, bevande zuccherate o alcolici. Questo significa che il loro corpo non supera mai le 6-8 ore tra l'ultimo e il primo pasto. Questo mantiene il loro livello di insulina sempre molto alto. Ricordate che ci vogliono almeno 8-12 ore dall'ultimo apporto calorico perché i livelli di insulina si riducano.

Il digiuno intermittente aiuta a portare la regolazione nei loro schemi alimentari. Anche uno scarto di 14 ore aiuterà i livelli di insulina a scendere completamente per qualche ora. Questo dà

49

una grande spinta alla sensibilità all'insulina. Le cellule diventano più reattive ai segnali insulinici.

Una pausa di 14 ore da qualsiasi tipo di assunzione di calorie significa che il vostro corpo sperimenterebbe periodi prolungati di uno scricchiolio energetico. Le cellule non avranno a disposizione il glucosio per l'assorbimento, e quindi il vostro corpo dovrà metabolizzare l'energia riservata sotto forma di grasso per riempire il vuoto energetico. Tutto questo processo porta a bruciare i grassi.

L'assenza di insulina dal corpo cede anche il passo alla produzione di alcuni ormoni brucia-grassi che non possono essere prodotti in presenza di insulina, poiché il compito principale dell'insulina è l'immagazzinamento dei grassi. Quando l'insulina è bassa, il corpo può produrre questi ormoni come l'ormone della crescita e l'adrenalina che possono aiutare a bruciare i grassi.

Sostanzialmente

Uno dei maggiori problemi della maggior parte dei metodi di perdita di peso è che non sono sostenibili a lungo termine. Significa che non importa che tipo di restrizione calorica si segua, non si può continuare così per sempre. Dovrete interromperla dopo un certo punto.

Le ragioni principali sono:

I risultati vengono messi in evidenza: I risultati della dieta con limitazione delle calorie vengono bloccati dopo un certo periodo di tempo. Il motivo è che l'organismo cerca continuamente di regolare il livello di assunzione di calorie. Trova un equilibrio e smette di sentire il bisogno di scaricare altro peso d'acqua o di interrompere qualsiasi altro processo. Per quanto possibile, il corpo vorrebbe mantenere indisturbate le riserve di grasso. Le riserve di grasso sono il carburante per il futuro quando c'è un blocco energetico completo.

La deprivazione alimentare a lungo termine può portare a tentazioni: Chiunque abbia seguito una dieta capisce il dolore della privazione di cibo. Anche se non avete mai avuto la brama di certi cibi, le diete vi fanno desiderare quei cibi perché vi è completamente proibito mangiarli. Questa privazione agisce contro la nostra stessa natura e porta a problemi. La tentazione porta ad abbuffarsi di cibo. Il cibo diventa semplicemente irresistibile. Questo è il motivo per cui le persone tendono ad ingrassare più di quanto non abbiano perso.

Lo squilibrio ormonale: Per una donna il cibo è molto più di un mezzo di sostentamento. Il corpo di una donna è legato a un equilibrio ormonale molto delicato che può essere influenzato da una restrizione calorica a lungo termine. Questo può causare diversi problemi di salute.

Effetti collaterali: Rabbia, frustrazione, irritazione, vertigini, vertigini, stordimento, ciclo mestruale irregolare e periodi dolorosi sono solo alcuni dei problemi che possono sorgere se una donna segue una dieta ipocalorica per molto tempo.

Non è un modo sostenibile per perdere peso. È possibile seguire una dieta per alcune settimane o mesi al massimo, ma non in continuità. Diversi sondaggi hanno dimostrato che entro un anno dalla fine di una dieta, più dell'80% delle persone che seguono una dieta finiscono per ingrassare più di quanto non abbiano iniziato.

Digiuno intermittente - Uno stile di vita

Il digiuno intermittente, invece, non è una dieta. È uno stile di vita.

La sostenibilità: Modelli lentamente la tua routine in modo che il digiuno per 14 ore diventi parte della tua vita. Questo rende la routine molto sostenibile. Non c'è una scadenza. Dopo un certo punto, si smette di sentirsi come se si stesse facendo qualcosa fuori dall'ordinario. Diventa parte integrante della vostra vita. La vostra vita diventa più equilibrata, senza sforzo, sana e senza stress.

Nessuna voglia di cibo: Il modo abituale di mangiare può sembrare più rilassato e confortevole, ma non lo è. Il corpo è costantemente alla ricerca di qualcosa di più appagante e soddisfacente. Questo accade perché le cellule non ricevono energia a causa della resistenza all'insulina. Tutto ciò che si mangia non arriva completamente alle cellule. Questo porta a una fame frequente. Gli spuntini che abbiamo nella nostra dieta sono pieni di carboidrati raffinati e zucchero. Portano a picchi di insulina, ma l'energia è di breve durata. Presto comincerete a sentire di nuovo le voglie. Quando ci si affida a 2-3 pasti equilibrati consumati a digiuno intermittente, le voglie spariscono. La corretta composizione di macronutrienti aiuta a sentirsi sazi più a lungo. È a basso contenuto di carboidrati e ad alto contenuto di grassi e proteine. Ciò significa che il cibo viene elaborato lentamente, e non solo il vostro intestino rimarrà impegnato, ma il cibo continuerà a rilasciare energia a un ritmo costante. Le vostre cellule continuerebbero a ricevere energia a un ritmo costante e quindi non ci sarebbe desiderio di energia. Questo porta una maggiore sazietà. Ne discuteremo in dettaglio nei prossimi capitoli.

Bruciare i grassi: Il digiuno intermittente crea le giuste condizioni per bruciare i grassi nel corpo. Quando c'è un'alta presenza di insulina nel sangue, non si può bruciare i grassi perché il corpo è in modalità di accumulo di grasso. Ricordate che l'insulina è un ormone anabolizzante. Tuttavia, quando i livelli di insulina si abbassano nelle finestre di digiuno, si crea l'ambiente perfetto per la produzione di ormoni brucia-grassi. Questo è un motivo per cui vedrete effettivamente la pancia bruciare i grassi e la vostra taglia di vita scendere.

Il Digiuno Intermittente non è una Pillola Magica

Non c'è dubbio che il digiuno intermittente è emerso come un modo semplice per perdere peso e bruciare i grassi. Tuttavia, questo non significa che venga senza conseguenze. Non è una pillola magica che può risolvere tutti i problemi di salute che si incontrano. Dopo il digiuno intermittente è un cambiamento completo dello stile di vita. Richiederebbe cambiamenti sostanziali dello stile di vita che potrebbero non essere adatti a tutti.

Se pensate di poter semplicemente iniziare a digiunare senza comprendere l'intero processo e le cose importanti, allora ci possono essere conseguenze pericolose.

Una cosa molto importante da capire è che il digiuno intermittente non è un trattamento. È uno stile di vita. Quindi, se soffrite di qualsiasi tipo di disturbo della salute, dovete consultare il vostro medico prima di iniziare il digiuno intermittente.

Si tratta di un cambiamento completo dello stile di vita. Esso porterà cambiamenti definitivi nelle vostre abitudini alimentari e nella vostra dieta; ciò significa che se soffrite di una qualsiasi malattia cronica, può avere un effetto su di essa. Dovete discuterne con il vostro medico prima di iniziare il digiuno intermittente.

In caso di assunzione di farmaci a lungo termine, dovete consultare il vostro medico prima di iniziare il digiuno intermittente, poiché può influire sulla vostra salute. Le lunghe ore di digiuno possono influire sui vostri farmaci.

Se soffrite di problemi di gestione della glicemia o di diabete, dovete consultare il vostro medico. Il digiuno intermittente può portare ad un abbassamento prolungato e prolungato dei livelli di zucchero nel sangue che può essere pericoloso per le persone che soffrono di diabete. Dovete capire che, anche se gli alti livelli di glicemia sono pericolosi, anche bassi livelli di glicemia possono essere altrettanto devastanti e fatali. Dovete consultare il vostro medico, poiché potrebbe essere necessario un aggiustamento del dosaggio dei vostri farmaci. Il medico potrebbe anche voler monitorare più frequentemente i vostri livelli di zucchero nel sangue.

In poche parole, il digiuno intermittente è il modo per mantenere un corpo sano per molto più tempo senza l'uso di farmaci. Nel caso in cui soffriate di una malattia a lungo termine, avrete bisogno anche della guida e della supervisione del vostro medico per assistervi in questo processo.

Ci sono alcune cose importanti che dovete ricordare:

Il digiuno intermittente è uno stile di vita e non un trattamento

Richiederebbe un impegno a lungo termine

55

Dovresti essere fedele alla routine

I risultati possono essere lenti, poiché potrebbe essere necessario un certo tempo per adeguarsi al programma.

I migliori risultati si vedranno solo quando il digiuno intermittente è abbinato a una dieta nutriente ed equilibrata e all'esercizio fisico.

Il digiuno intermittente contro il parere del medico può essere pericoloso. Se non soffrite di alcun disturbo cronico della salute, il digiuno intermittente può aiutarvi a rimanere sani a lungo senza l'uso di farmaci. Tuttavia, se soffrite di un qualsiasi problema di salute, consultate prima il vostro medico. Spiegate la vostra routine in modo che il medico possa aiutarvi a renderla possibile.

Capitolo 5: Praticare il Digiuno Intermittente come Donna

L'Enigma Ormonale e il Digiuno più Breve

Uno degli aspetti dell'essere donna è quello di avere a che fare con un delicato equilibrio ormonale. Nel corpo di una donna, ci sono diversi ormoni importanti in gioco. Oltre ad altre cose come la crescita e lo sviluppo, questi ormoni regolano anche la fertilità, il metabolismo e la capacità di avere un figlio. Questi ormoni fanno tutta la differenza per avere un corpo femminile. Essi differenziano una donna da un uomo. Dettano il fisico, le emozioni, l'umore, la libido e persino la capacità di avere figli. Ma tutto questo ha un costo. Il complesso ma delicato equilibrio ormonale rende il corpo della donna più sensibile agli stimoli esterni.

Rapporto con il grasso

Il corpo di una donna è più incline ad accumulare grasso. Questo è un fatto scientifico, e ci sono forti ragioni dietro. Il corpo di una donna ama accumulare più grasso di un uomo medio perché ama tenersi sempre pronta a combattere con condizioni avverse di carenza di energia.

Dal momento in cui una ragazza raggiunge la pubertà fino alla menopausa, il corpo di una donna è sempre pronto ad avere un figlio. Tuttavia, la gravidanza non è una cosa che il corpo può prendere alla leggera. Esso accumula grasso per sostenere il processo. Il grasso è una fonte di energia molto importante, e quindi è trattato come un bene prezioso dal corpo. Combatterà con le unghie e con i denti contro ogni sforzo per liberarsi del grasso in eccesso. Il grasso è trattato nel corpo come una contromisura contro la carenza di energia.

Nel caso in cui ci sia un'acuta carenza di energia mentre una donna è incinta, il corpo non vuole lasciare tutto al caso. Si accumula una notevole quantità di grasso in anticipo in modo che, in caso di emergenza, i problemi possano essere evitati il più possibile.

Il corpo non sa quando si può rimanere incinta, per cui ama semplicemente mantenere il grasso in eccesso per tutto il tempo.

Questo è il motivo per cui il rapporto di grasso sano negli uomini è tra l'8-19%, mentre lo stesso rapporto nelle donne è tra il 21-33%.

Si è scoperto che l'ormone estrogeno nelle donne è la chiave per l'accumulo di grasso in eccesso. Esso le rende suscettibili ad un più facile accumulo di grasso e rende difficile la perdita di grasso.

Un forte attaccamento al cibo

Le donne hanno anche un forte attaccamento al cibo. Questo attaccamento non è legato alla quantità di cibo, ma alla sua disponibilità. Quando si porta una restrizione calorica sostenuta nella propria vita, si sta effettivamente inviando un messaggio al proprio corpo che c'è una situazione di emergenza. Il corpo non la prende alla leggera, ma inizia ad apportare cambiamenti al vostro ciclo mestruale e alla vostra capacità di avere un figlio. Può anche avere un profondo impatto sul vostro umore e sulle vostre emozioni. Si può diventare più irritabili, irascibili e anche iniziare ad avere frequenti sbalzi d'umore.

Esperimenti sui ratti hanno dimostrato che i topi sottoposti a restrizione calorica avevano organi riproduttivi più piccoli o rimpiccioliti rispetto a quelli che non erano stati sottoposti a tali cambiamenti. I topi colpiti si sono anche comportati in modo irregolare e sono diventati più aggressivi.

Cose simili sono state osservate anche nelle donne. Pertanto, si consiglia alle donne di non intraprendere una severa restrizione calorica, in quanto può alterare il loro equilibrio ormonale.

Anche con il digiuno, le donne devono procedere con molta attenzione. Se soffrite di problemi ormonali, dovete consultare il vostro medico prima di iniziare qualsiasi tipo di digiuno. Gli uomini possono digiunare più a lungo con un impatto minimo o nullo sulla loro salute. Infatti, è stato osservato in vari studi che il digiuno intermittente aiuta gli uomini a invertire piuttosto rapidamente la loro resistenza all'insulina.

Tuttavia, questo non è il caso delle donne. Se avete appena iniziato a sperimentare il digiuno intermittente, non dovete mai iniziare con lunghi digiuni.

È molto importante per le donne iniziare con i digiuni più brevi e aiutare il loro corpo ad abituarsi al cambiamento. È solo quando il loro corpo si abitua a un certo periodo di digiuno che dovrebbero scegliere di andare più lontano.

Si dovrebbe cercare di trovare una routine di digiuno intermittente che possa aiutarle a perdere peso più velocemente senza compromettere la loro salute e l'equilibrio ormonale. Ignorare questa cosa semplice ma importante può avere conseguenze di vasta portata, ed è per questo che è importante che uomini e donne digiunino in modo diverso.

Il digiuno intermittente non è una restrizione calorica

A prima vista, si può pensare che entrambi abbiano delle somiglianze inquietanti. Esse privano il corpo del cibo e dell'energia in un modo o nell'altro. Tuttavia, questo è il punto in cui si sbaglia.

Il digiuno intermittente non influisce in alcun modo sull'apporto calorico. Sarete liberi di avere una quantità ragionevole di cibo durante le vostre finestre alimentari. Ciò significa che nei 2-3 pasti che consumerete, potrete consumare un numero adeguato di calorie. L'unica differenza è che perderete comunque peso. Pur seguendo il digiuno intermittente, non c'è bisogno di mangiare meno o di consumare meno calorie. Il digiuno intermittente non riguarda cosa mangiare, ma quando mangiare. Cerca di correggere il modo in cui l'energia viene utilizzata nel corpo.

La causa principale dell'obesità è l'incapacità delle cellule di utilizzare il glucosio presente nel sangue. Quando questo glucosio non viene assorbito dalle cellule a causa della resistenza all'insulina, l'insulina non ha altra opzione se non quella di immagazzinarlo come grasso, e questo porta all'accumulo di grasso e all'obesità.

Il digiuno intermittente aiuta nell'inversione della resistenza all'insulina. Questo significa che le cellule del vostro corpo saranno in grado di utilizzare il glucosio disponibile, e vi sentirete più energici e sani. Ci sarà meno glucosio che galleggia nel corpo per essere immagazzinato come grasso, e quindi l'accumulo di grasso non rimarrebbe un problema.

Le finestre di digiuno più lunghe aiutano a creare situazioni di crisi energetica più brevi che costringono il corpo a metabolizzare il grasso immagazzinato. In questo modo, anche il grasso immagazzinato inizia a diminuire.

Le diete ipocaloriche, d'altra parte, creano una sistematica privazione di energia che fa sì che l'organismo si metta sulla difensiva dei suoi depositi di grasso. Al posto di utilizzare le riserve di grasso, il corpo inizia a ridurre il suo fabbisogno calorico per garantire che possa durare più a lungo con l'energia immagazzinata. Questa è la cosa più logica da fare da un punto di vista evolutivo, ma per quanto riguarda il bruciare i grassi, renderà difficile bruciare anche un grammo di grasso.

La colpa maggiore dell'obesità è facilmente attribuibile ad un elevato apporto calorico. "L'eccesso di cibo è la causa dell'obesità". Questa è un'affermazione difficile da difendere. Tuttavia, questo fa di un'affermazione come questa una verità universale?

Ci sono diverse qualificazioni che mancano in questa affermazione.

L'eccesso di cibo, pur conducendo una vita sedentaria, causerà l'obesità. Mangiare troppo è una necessità se si fa un lavoro duro, se si è sportivi, se si fanno allenamenti ad alta intensità.

Mangiare troppo e fare questo più volte al giorno a intervalli frequenti causerà l'obesità. Questo porterà a frequenti picchi di insulina, e l'intero equilibrio insulinico si annullerà, causando l'obesità.

Mangiare troppi semplici carboidrati porta all'obesità. Quando si mangiano troppi cibi composti da carboidrati raffinati come pane bianco, patatine, biscotti, torte, ciambelle, ecc. i livelli di zucchero nel sangue continuano ad aumentare dopo brevi intervalli.

Questa è una ricetta sicura per la resistenza all'insulina e porterà all'obesità.

Il vostro corpo è ben equipaggiato per affrontare le solite trasgressioni. Quando queste trasgressioni diventano una norma e iniziano a verificarsi impunemente, l'obesità è una conseguenza.

Dovete ricordare che l'obesità non è la causa del problema, ma è una conseguenza delle cattive abitudini alimentari e delle scelte alimentari sbagliate. Può essere corretta seguendo uno stile di vita sano e una corretta routine alimentare.

Il digiuno intermittente rappresenta una soluzione semplice e diretta alla maggior parte dei problemi di salute che le persone si trovano ad affrontare in questi giorni. È una pratica facile da seguire e aiuta il corpo ad acquisire il suo ritmo naturale.

Non solo aiuta a bruciare i grassi e a combattere l'obesità, ma aiuta anche a liberarsi di una serie di problemi di salute.

Il prossimo capitolo vi aiuterà a capire i problemi che potreste incontrare a causa dell'obesità e i modi in cui il digiuno intermittente può aiutarvi.

Capitolo 6: Benefici per la Salute con il Digiuno Intermittente

A questo punto, vi sarebbe ormai chiaro che l'intermittenza non è un metodo di perdita di peso. È un metodo per portare un cambiamento olistico nella salute generale. Semplicemente vi aiuta a risolvere i problemi di salute intrinseci che portano all'obesità. Una volta risolti i problemi, il corpo non ha difficoltà ad affrontare il problema dell'obesità.

Abbiamo diversi processi all'interno del corpo che funzionano da soli. Per esempio, il fegato ha le sue funzioni specifiche. Anche la circolazione sanguigna funziona da sola. Lo stesso vale per la maggior parte dei processi in atto nell'organismo. Tuttavia, il corpo funziona come un'unità, e se un processo inizia a lavorare contro il corpo, ha un profondo impatto sulla salute generale.

Supponiamo che una persona soffra di un alto livello di zucchero nel sangue. Ora, questo significa che il sangue si addenserebbe e quindi lo spostamento del sangue in varie parti diventerebbe difficile. Questo avrà un impatto sui livelli di pressione sanguigna.

Un alto livello di zucchero nel sangue porta anche ad un alto accumulo di colesterolo.

Avrebbe anche un impatto sui reni. Gli alti livelli di zucchero nel sangue iniziano a bloccare i reni, e la loro efficienza nel purificare il sangue scende.

Un alto livello di zucchero nel sangue significa anche che i livelli di zucchero nel sangue rimarrebbero alti; questa alta concentrazione di insulina può influire negativamente sulle ovaie e causare PCOS. Quando i livelli di insulina nel sangue sono molto alti, portano a uno spostamento degli androgeni. Questo spostamento degli androgeni causa poi la PCOS.

Un alto livello di zucchero nel sangue significherebbe anche che l'insulina presente nel sangue sarà sotto un'immensa pressione per stabilizzare i livelli di zucchero nel sangue. Tuttavia, quando le cellule non rispondono e assorbono il glucosio, l'insulina inizia a convertire lo zucchero nel sangue in acidi grassi liberi o trigliceridi da immagazzinare nel corpo come grasso. Questo causa il problema del colesterolo alto e dei trigliceridi alti. Questo processo darebbe anche il via al processo che porterebbe ad infiammazioni croniche.

Questo era solo per dimostrare i modi in cui un singolo problema può portare ad una serie di problemi di salute. È molto importante non limitarsi a rincorrere problemi visibili come l'obesità e ignorare i problemi di fondo che la causano.

Il digiuno intermittente è un modo per portare cambiamenti olistici alla vostra salute. Vi aiuterà a migliorare i biomarcatori della salute generale in modo da poter raggiungere una salute ottimale. La perdita di peso e la combustione dei grassi sarebbero i sottoprodotti di questo cambiamento positivo.

Alcuni dei benefici immediati per la salute del digiuno intermittente sono:

Miglioramento della sensibilità all'insulina

Abbiamo già discusso l'importanza dell'insulina. È l'ormone anabolizzante chiave che è responsabile dell'accumulo di grasso e dell'obesità. Tuttavia, è anche un ormone cruciale per la sopravvivenza. Il problema inizia quando il vostro corpo smette di rispondere ai segnali insulinici cruciali.

Il pancreas si sovraccarica perché deve pompare sempre più insulina per lo stesso lavoro. Le cellule si infastidiscono di più perché devono assumere sempre più insulina del necessario. I livelli di glucosio nel sangue rimangono irragionevolmente alti. Questo è un casino che il vostro corpo non è molto contento di sopportare.

Il digiuno intermittente può aiutarvi con questo problema. Infatti, il digiuno intermittente è il modo migliore per uscire dalla resistenza all'insulina. Diversi studi hanno dimostrato che limitare l'assunzione di calorie per determinati periodi in un giorno può aiutare a migliorare la sensibilità all'insulina.

Studi condotti su un certo numero di persone che praticano il digiuno diurno durante il festival del Ramadan hanno dimostrato che è un modo efficace per migliorare la sensibilità all'insulina. I test condotti sui partecipanti hanno dimostrato un abbassamento dei livelli di zucchero nel sangue. Anche i loro livelli di colesterolo sono migliorati, e ciò ha contribuito a ridurre il grasso corporeo.

Quando si osserva il digiuno per 14 ore e oltre, i livelli di insulina si abbassano notevolmente, poiché non c'è nessun caso di picco di insulina. Questo significa che le cellule hanno la possibilità di trovarsi in un ambiente non sovraffollato di insulina. Questa è la ragione principale per invertire la resistenza all'insulina e portare la sensibilità all'insulina.

È l'ambiente migliore per la produzione di ormoni brucia-grassi.

Bruciare i Grassi più Velocemente

La pancia sporgente non è uno stato desiderabile per nessuna donna, tranne quando aspetta un bambino. Tuttavia, è uno stato in cui la maggior parte delle donne si trova comunque. L'accumulo di grasso sulla pancia, sui fianchi e sulle cosce è molto comune. Questo grasso è il più difficile da bruciare. Ora capiamo le ragioni per cui questo grasso è così irremovibile.

La resistenza all'insulina è un fattore chiave nell'accumulo di grasso nel corpo. È l'ormone chiave dell'accumulo di grasso. Se c'è una grande quantità di insulina nel sangue, i tessuti adiposi continueranno ad accumulare grasso. Non importa la quantità di duro lavoro che si propone; la perdita di peso sarebbe lenta. Il motivo è semplice: il corpo è in modalità di stoccaggio del grasso. Tuttavia, ci si può chiedere cosa può succedere quando i livelli di insulina si abbassano.

La combustione dei grassi inizia automaticamente?

Purtroppo, in questo corpo non succede niente da solo. Ma, i bassi livelli di insulina innescano la produzione di vari ormoni che possono accelerare l'intero processo di combustione dei grassi. Esiste un ormone chiamato ormone della crescita umano o ormone della crescita, come viene popolarmente chiamato. Questo ormone è responsabile di molte cose nel corpo, la metabolizzazione dei grassi o la combustione dei grassi è una di queste.

Questo ormone ha alcune delle qualità più sorprendenti. Non solo brucerà il grasso nel corpo, ma preverrà anche la perdita di massa muscolare. Questo è un bonus. Tutte quelle persone che in passato hanno intrapreso qualsiasi tipo di esercizio fisico ad alta intensità sanno che lavorare duramente aiuta a bruciare i grassi, ma porta anche alla disgregazione di molti muscoli nel processo. Con l'ormone della crescita presente nel vostro corpo, potete essere sicuri che, per la maggior parte, brucerete solo grasso.

La produzione dell'ormone della crescita richiede alcune condizioni particolari:

1. I livelli di insulina nel sangue devono essere molto bassi

2. La sua produzione è elevata durante il sonno

3. Un po' di fame accelera la produzione di questo ormone

Con l'aiuto del digiuno intermittente, sarete in grado di soddisfare tutti i requisiti di cui sopra. Grazie a un digiuno di 14 ore, i livelli di insulina nel sangue sarebbero davvero bassi. Poiché le finestre di digiuno sono di solito programmate per la notte, quando questo avviene, vi addormenterete velocemente, e quindi sarebbe di aiuto nella produzione dell'ormone della crescita. Quando inizia la produzione dell'ormone della crescita, lo stomaco è solitamente vuoto e quindi c'è la presenza dell'ormone della fame chiamato grelina.

Questo significa che quando vi sveglierete, il vostro corpo avrà una quantità adeguata di ormone della crescita. Gli studi hanno dimostrato che il digiuno intermittente può aiutare ad aumentare più volte la produzione dell'ormone della crescita. Anche dopo un digiuno intermittente di qualche giorno può portare un aumento del 300% della produzione dell'ormone della crescita. Gli studi hanno dimostrato che con l'aiuto del digiuno intermittente, la produzione dell'ormone della crescita nelle donne può arrivare fino al 1300%, e negli uomini può arrivare fino al 2000%.

Allo stesso tempo, la produzione di adrenalina sale anche nel corpo, ed entrambi questi ormoni aiutano a fare esercizio fisico e a bruciare le calorie più velocemente. Questo è un motivo per cui si consiglia sempre di fare esercizio al mattino, perché è il momento in cui il livello di ormone della crescita e di adrenalina è alto nel sangue. Si otterranno risultati molto migliori. Sarete in grado di bruciare molte più calorie facendo esercizio fisico in questo stato piuttosto che in qualsiasi altra condizione.

Migliore Regolamentazione della Glicemia

L'alto livello di zucchero nel sangue è una causa di diversi problemi. All'inizio del capitolo, abbiamo capito attraverso l'esempio il tipo di danno che la glicemia alta può causare. La glicemia alta è causata da una sola ragione: l'uso inefficiente dello zucchero. Se il vostro corpo non produce una quantità sufficiente di insulina, ci sarà una glicemia alta. Questa condizione è chiamata diabete di tipo 1. Questa condizione è genetica e non si può fare nulla. Tuttavia, è raro, e solo il 5% delle persone che soffrono di diabete negli Stati Uniti soffrono di questa condizione. Il secondo tipo è chiamato diabete di tipo 2; in questa condizione, il corpo perde la capacità di rispondere correttamente all'insulina. È causato dalla resistenza all'insulina ed è il tipo di diabete più comune.

Il pancreas ha la responsabilità di produrre insulina. È una ghiandola molto efficiente. Tuttavia, può essere sovraccaricato a causa delle nostre cattive abitudini alimentari.

Quando mangi qualcosa, il tuo corpo converte quel cibo in glucosio. Questo glucosio viene rilasciato nel flusso sanguigno.

Ogni volta che il glucosio viene rilasciato nel flusso sanguigno, il pancreas inizia a pompare insulina per gestire gli alti livelli di zucchero nel sangue. Questo crea un picco di insulina nel flusso sanguigno.

Se si continua a consumare pasti frequenti a brevi intervalli, il livello di zucchero nel sangue continuerà ad aumentare, poiché il corpo è già alle prese con la gestione del glucosio precedente.

Il pancreas continua a sentire la pressione alta e pompa continuamente insulina nel sangue. Questo rende i livelli di insulina molto alti. Questa situazione non vi aiuterà in alcun modo.

Una volta che l'insulina viene rilasciata nel sangue, ci vogliono tra le 8 e le 12 ore perché i livelli di insulina scendano.

Maggiore è il numero di pasti consumati, maggiore è la quantità di insulina nel sangue. Questo è ciò che rende la resistenza all'insulina ancora peggiore.

L'abitudine di consumare pasti e spuntini frequenti è molto pericolosa per i livelli di zucchero nel sangue e per il pancreas.

Il digiuno intermittente aiuta il pancreas creando delle finestre di digiuno più lunghe in cui il pancreas non deve produrre insulina. In questa finestra, anche i livelli di insulina nel corpo scendono, e quindi anche le cellule hanno la possibilità di sviluppare un po' di sensibilità all'insulina.

Entrambi questi processi combinati aiutano a mantenere bassi i livelli di zucchero nel sangue.

I normali livelli di zucchero nel sangue non sono solo buoni per la gestione del peso, ma aiutano anche a mantenere la pressione sanguigna normale e un cuore sano.

Minore Rischio di Problemi Cardiaci

I problemi cardiaci sono un grosso rischio per l'obesità. Il numero di donne che soccombono ai problemi cardiaci è molto più alto rispetto agli uomini. Se c'è il diabete, il rischio di problemi cardiaci aumenta notevolmente. Uno studio ha notato che le donne obese con diabete hanno un rischio di attacchi cardiaci superiore del 50% rispetto agli uomini.

La causa principale dei problemi cardiaci è una percentuale più alta di colesterolo cattivo e una percentuale più bassa di colesterolo buono.

Le lipoproteine ad alta densità sono considerate colesterolo buono e possono eliminare la placca dalle arterie e riportarle al fegato per un'ulteriore metabolizzazione. Lipoproteine a bassa densità è considerato come colesterolo cattivo come si attacca alle pareti delle arterie e restringe il suo diametro. Inoltre riduce la flessibilità delle arterie rendendo difficile l'espansione e la contrazione necessarie. Ci sono momenti in cui questa placca depositata all'interno delle pareti si rompe e causa il blocco del cuore. Può anche rendere le arterie deboli e causare perdite all'interno di esse.

Esiste un altro tipo di colesterolo cattivo chiamato trigliceride. Si tratta di un acido grasso libero che il vostro corpo può usare come energia, ma continua a viaggiare liberamente nel sangue e si deposita nel cuore. Nel caso della resistenza all'insulina, l'insulina inizia a convertire il glucosio direttamente in trigliceridi per normalizzare i livelli di zucchero nel sangue, e questo aumenta il problema. Quando c'è grasso viscerale nel corpo, porta anche alla produzione di un sacco di acidi grassi liberi.

Il digiuno intermittente aiuta a mettere una pausa a tutto il processo. Aiuta ad abbassare la produzione di trigliceridi attraverso una migliore gestione degli zuccheri nel sangue. Aiuta anche a ridurre le infiammazioni croniche nel corpo che previene anche i problemi cardiaci.

Abbassare i livelli di zucchero nel sangue aiuta anche a normalizzare i livelli di pressione sanguigna, e questo è di nuovo un bene per il cuore.

Migliore Sazietà

Questo è un punto molto importante che viene trascurato il più delle volte. La maggior parte delle donne obese ha un controllo molto scarso del loro appetito. Infatti, la maggior parte delle persone obese ha un controllo molto scarso del loro appetito. Questo significa semplicemente che trovano molto difficile non mangiare qualcosa. La maggior parte delle volte, quando mangiano, o viene loro offerto del cibo, non si sentono molto affamate, ma si trovano semplicemente incapaci di resistere alla tentazione di mangiare. Il cibo non è mai in grado di soddisfarli completamente. Questo è un motivo per cui mangiano troppo la maggior parte del tempo. Se pensate che ciò avvenga a causa di uno scarso autocontrollo o di una mancanza di determinazione, vi sbagliate. Questo accade a causa dell'infiammazione delle cellule adipose. Noi chiamiamo questo problema Resistenza alla leptina.

La leptina è un ormone rilasciato dalle cellule adipose del corpo. Il compito di questo ormone è quello di segnalare l'ipotalamo nel cervello per istruirvi a smettere di mangiare. L'ipotalamo ti fa sentire soddisfatto del cibo e ti porta sazietà.

Quando si ha fame, l'intestino rilascia un ormone chiamato grelina. Questo è l'ormone della fame. Questo ormone aumenta la tendenza a mangiare il cibo. Il grelina e la leptina sono gli opposti. Quando si ha fame, i livelli di grelina sono molto alti e i livelli di leptina sono molto bassi. Tuttavia, mangiando, i livelli di grelina iniziano a scendere. Questo ti fa sentire sempre meno affamato. Allo stesso tempo, i livelli di grelina iniziano ad aumentare. Man mano che si mangia, l'energia inizia ad entrare nelle cellule di grasso, ed esse iniziano ad aumentare il rilascio di leptina. Questo ormone segnala al cervello di smettere di mangiare e porta una sensazione di sazietà.

Tuttavia, quando l'insulino-resistenza persiste a lungo, porta a varie infiammazioni nel corpo. Infiamma anche le cellule adipose del corpo. Quando le cellule adipose sono infiammate, perdono il controllo sul rilascio di leptina. Le cellule di grasso iniziano a rilasciare la leptina a un ritmo moderato per tutto il tempo. Questo significa che si mangia o no; le cellule di grasso continuerebbero a rilasciare leptina. Questo porta ad una sovraesposizione del cervello a questo ormone. Diventa resistente ai segnali di leptina.

Ciò significa che o si sta mangiando o no, il tasso di rilascio della leptina è lo stesso. Il cervello smette di registrare questi segnali. Significa che quando si sta mangiando qualcosa, il bagno non si accorge che si è sazio. Non rilascia mai i segnali di sazietà, ed è per questo che le persone obese non sono in grado di resistere al cibo e smettono di mangiare.

Il digiuno intermittente aiuta anche in questa situazione. Ti aiuta a sradicare gli spuntini dalla tua routine, e quindi l'abitudine a mangiare di frequente scompare. Porta anche periodi di digiuno più lunghi. La lunga assenza di cibo nel sistema aiuta le cellule adipose a gestire il rilascio di leptina. Il digiuno intermittente aiuta anche a combattere le infiammazioni croniche nel corpo, e anche questo è molto utile.

Infiammazione Cronica

L'infiammazione cronica è un altro problema che riguarda tutti noi. Le infiammazioni croniche possono prendere chiunque la loro copertura. Tuttavia, ci sono alcune condizioni che aumentano il rischio di infiammazioni croniche più volte.

I fattori di rischio sono:

- Obesità

- Stile di vita sedentario

- Dieta povera

- Stress

Questi fattori di rischio sono sufficienti per chiarire il fatto che tutti noi abbiamo un certo rischio di infiammazione cronica. Le persone obese sono più a rischio in quanto a loro si applica più di una condizione.

Le infiammazioni croniche sono molto difficili da gestire, in quanto non hanno sintomi. Non si sente nulla fino a quando un particolare sistema non viene compromesso in modo considerevole.

Le infiammazioni croniche possono causare ogni tipo di problema, compresi i danni cerebrali. Uno dei maggiori fattori di rischio di infiammazioni croniche è l'obesità. L'eccesso di grasso

77

nel corpo porta ad un costante rilascio di radicali liberi che porta allo stress ossidativo e alle infiammazioni croniche.

Il digiuno intermittente può aiutare a combattere le infiammazioni croniche, riducendo il grasso nel corpo. Il digiuno intermittente è uno dei modi migliori per bruciare il grasso corporeo. Il digiuno intermittente, abbinato a una dieta a base di keto, porta alla rapida combustione del grasso corporeo. I radicali liberi nel corpo iniziano ad essere utilizzati come combustibile per fornire energia, e quindi il rischio di stress ossidativo diminuisce. L'aggiunta di cibo anti-infiammatorio insieme al digiuno intermittente e al keto può essere il modo migliore per uscire dalle infiammazioni croniche.

PCOS

La PCOS o Sindrome dell'ovaio policistico è un problema comune che la maggior parte delle donne incontra qualche volta. Questa condizione può portare a cicli mestruali difficili o irregolari, problemi di fertilità, ormoni maschili eccessivi, perdita di capelli e capelli indesiderati e piccoli follicoli sulle ovaie.

Una delle cause più comuni della PCOS è la resistenza all'insulina. Anche l'obesità è una grande causa, e la PCOS porta anche all'obesità. Se i livelli di insulina durante la PCOS rimangono molto alti, c'è una grande possibilità di sviluppare il diabete.

La scienza ritiene che ci possono essere molte ragioni dietro il verificarsi della PCOS, e non c'è una grande chiarezza su tutto. Tuttavia, la scienza medica è molto sicura che la resistenza all'insulina abbia un ruolo molto importante da svolgere in essa. A causa dell'eccesso di insulina nel sangue, l'ipotalamo e le ghiandole pituitarie del cervello vengono colpiti e iniziano a rilasciare ormoni androgeni. Questo provoca lo spostamento degli androgeni. A causa dell'impatto dell'eccesso di insulina, le ghiandole riproduttive iniziano a produrre ormoni maschili come il testosterone in quantità maggiore. Questo provoca la crescita di capelli indesiderati, PCOS, e altri problemi di questo tipo.

Il rilascio eccessivo di androgeni è di per sé un problema molto grande. Può anche portare a sterilità e disfunzioni ovariche. Questo può accadere con o senza PCOS.

La resistenza all'insulina è un problema molto grande. Può portare una serie di problemi. Infatti, anche nella PCOS, il problema dell'obesità aumenta le complicazioni. Tuttavia, si è visto che la PCOS è anche in larga misura responsabile della causa dell'obesità.

Il percorso convenzionale e i suoi fallimenti

Come si può vedere, la resistenza all'insulina è la radice di tutto il problema. È dietro ogni singolo problema che si affronta, e l'obesità è semplicemente uno di questi. Tuttavia, è anche un problema che in qualche modo non viene diagnosticato per anni, anche se i segnali sono sempre presenti. I medici chiedono di fare gli esami della glicemia e anche l'HbA1c per controllare la glicemia media degli ultimi 3 mesi. Ma è raro che ai pazienti venga chiesto di far conoscere all'HOMA-IR l'effettivo stato di insulino-resistenza.

Anche quando viene diagnosticata l'insulino-resistenza, i medici mettono i pazienti sotto Metformina o farmaci simili. Questi sono sensibilizzanti all'insulina, ma non risolvono il problema dell'insulino-resistenza, ma cercano semplicemente di nascondere i sintomi.

L'insulino-resistenza è un problema che ha origine da disturbi dello stile di vita a lungo termine. Non è qualcosa che si sviluppa da un giorno all'altro. Anni di uso eccessivo e abuso di cibo, stile di vita malsano, mancanza di attività fisica e stress cronico portano al problema.

Se volete davvero uscire dalle grinfie di questo problema per sempre, allora dovrete apportare cambiamenti sostanziali al vostro stile di vita e alle vostre abitudini alimentari, così come alla vostra dieta.

Il digiuno intermittente è il passo giusto in questa direzione. È un modo semplice e facile per uscire dal circolo vizioso dell'obesità e della resistenza all'insulina e dalla serie di problemi che questi problemi scatenano su di noi.

Il digiuno intermittente si è dimostrato un modo veramente efficace per invertire la resistenza all'insulina e portare la sensibilità all'insulina. Aiuta anche a liberarsi dell'obesità e porta un cambiamento positivo in altri biomarcatori della salute.

Tuttavia, il problema è che la maggior parte delle persone diventano troppo entusiaste a questo punto e dimenticano che il digiuno intermittente non è un trucco di magia. In realtà, sarà una camminata sulla corda molto stretta come una donna. Il delicato equilibrio ormonale nel corpo di una donna non permette mai alla libertà di prendere le cose con calma. Dovete ricordare che dovete iniziare lentamente e seguire attentamente tutte le istruzioni.

Capitolo 7: Il Protocollo di Digiuno Intermittente 16/8

Il Processo e la Preparazione

Digiuno Intermittente - Vantaggi Duraturi

Il protocollo di digiuno intermittente 16/8 è uno degli approcci più popolari nel digiuno intermittente. Ha diversi vantaggi distinti.

In primo luogo, è facile da seguire. Una delle cose migliori di questo protocollo di digiuno intermittente è che può essere facilmente seguito e trasformato in uno stile di vita. Anche questa è una delle cose più importanti. La maggior parte dei problemi che si presentano come l'obesità, la resistenza all'insulina, l'ipertensione arteriosa e i problemi cardiaci si sviluppano a causa di uno stile di vita scadente. Non ci può essere un rimedio rapido o una soluzione una tantum per questi problemi. Anche se riuscite miracolosamente ad uscire da questi problemi con l'aiuto di qualche farmaco o aiuto, questi problemi possono svilupparsi di nuovo se non portate un cambiamento nel vostro stile di vita. Affinché tutto funzioni, è importante che possa essere seguito per periodi più lunghi, e il digiuno intermittente si adatta perfettamente a questa descrizione.

In secondo luogo, non richiede un cambiamento tettonico o grandi compromessi. Uno dei motivi principali dei fallimenti di varie diete e di altre misure per la perdita di peso è che richiedono un grande cambiamento. Poiché si è così alla disperata ricerca di una soluzione, si portano questi cambiamenti immediatamente. Tuttavia, è sempre molto difficile mantenere qualsiasi cambiamento significativo che sia contro la vostra natura per un periodo molto lungo. Il cibo è una necessità e anche un'abitudine. Tagliarci dentro può essere chiedere molto. Questo è un motivo per cui le diete iniziano a sembrare tortuose dopo un certo periodo di tempo. Sotto questo aspetto, il digiuno intermittente è una pacchia. Non ti chiede di fare un cambiamento sostanziale nella tua dieta. Ti chiede semplicemente di astenerti dal mangiare per un certo periodo di tempo. Non è una cosa molto difficile da fare perché, per la maggior parte di quel periodo, si è a digiuno. Si ha il tempo di fare piccoli ma definitivi cambiamenti nelle proprie abitudini alimentari e di digiuno.

In terzo luogo, si inizia a mostrare rapidamente i risultati reali. Niente può motivare una persona più dei risultati. Il digiuno intermittente è senza dubbio un po' lento nel mostrare i risultati, ma comunque, nel giro di due settimane, si cominciano a vedere segni di miglioramento. I cambiamenti sperimentati non riguardano solo il peso e la circonferenza della vita, ma anche lo stato di salute generale, che si può sperimentare all'interno.

Inizierete a sentirvi più energici. Il letargo sparisce.

La maggior parte delle persone resistenti all'insulina di solito si sente sonnolenta dopo aver mangiato nel pomeriggio. È un segno che il vostro corpo sta lottando per elaborare l'energia. Questo passa rapidamente, poiché la sensibilità all'insulina migliora con il digiuno intermittente.

Si assiste anche a un miglioramento dell'umore e del temperamento. Questo accade perché il vostro corpo non dipende più dal calcio che riceveva dai picchi di insulina. Queste sono solo alcune delle cose che sperimenterete.

L'esperienza complessiva del digiuno intermittente è ringiovanente.

Dopo il digiuno intermittente si può tornare rapidamente in pista. Vi aiuta a ripristinare la sensibilità all'insulina e a bruciare i depositi di grasso. Questi sono i due grandi fattori di disturbo nel corpo.

Attenzione

Uno dei più grandi errori che le donne commettono quando iniziano il digiuno intermittente è che lo fanno in fretta. Vogliono avere tutti i vantaggi della parola "Vai". Purtroppo la vita non funziona così. Questi problemi non sono sorti all'improvviso, e quindi non c'è modo di farli andare così.

Purtroppo, molti praticanti non prestano attenzione a questo consiglio, e devono pagare per questo errore in seguito sotto forma di squilibrio ormonale.

Il digiuno intermittente è un importante cambiamento di stile di vita. È un impegno a lungo termine, e bisogna assicurarsi che il passaggio a questo stile di vita sia il più agevole possibile, e solo allora ci si può aspettare un successo completo.

Procedere Dolcemente

Il modo migliore per iniziare il digiuno intermittente è quello di fare dei piccoli passi nel processo.

È comprensibile che non si senta il bisogno di agire lentamente. Dopotutto siete liberi di mangiare quasi tutto durante il vostro digiuno e poi rimanere a digiuno per la durata un po' più lunga delle vostre ore di sonno. Quanto può essere difficile?

Questo accade quando le persone non comprendono appieno la gravità del processo e anche quando sono troppo zelanti. Tuttavia, questo può essere un grosso errore.

Di seguito è riportato il controllo della realtà di ogni parte della routine.

1. **Si possono mangiare solo 2-3 pasti in un giorno intero**

86

Sì, questo per fare un po' di chiarezza sulla finestra del mangiare. Avrete certamente una finestra di 10 ore nella routine di digiuno intermittente 16/8, che per le donne è di 14/10. Nella finestra di 10 ore di digiuno, si possono consumare al massimo 3 pasti. Oltre a questi tre pasti, anche una lattina di soda dietetica non è consentita. Dovrete porre fine a tutti i tipi di spuntini, pause per le bevande, bocconcini e sgranocchiate. Qualsiasi cosa oltre ai 3 pasti sarà fuori dalla vostra portata. Ora, immaginate di passare l'intera giornata senza l'aiuto di queste cose. Spero che questo vi aiuti a capire la realtà.

2. La finestra di 14 ore di digiuno può iniziare a sembrare molto lunga

Questo è qualcosa di cui la gente non si rende conto all'inizio. Passare 14 ore senza cibo per una persona non abituata a farlo può diventare molto difficile. È qualcosa a cui bisogna abituarsi. Non viene da sola. Ci si può sentire un po' costretti. Potreste voler imbrogliare un giorno, e poi diventerebbe un'abitudine, e l'intera routine fallirebbe per voi. Dovrete imparare a digiunare per 14 ore e allenare il vostro corpo a farlo.

3. L'Esercizio Fisico è un Dovere

Il digiuno intermittente, tutti gli ormoni che metabolizzano i grassi e la migliorata sensibilità all'insulina aprono solo la strada alla perdita di grasso. L'effettiva e significativa perdita di grasso avrebbe luogo solo quando si fa davvero un po' di esercizio fisico intenso. Non si può lasciare tutto solo al digiuno.

Bisogna Prepararsi

La parola chiave per il successo di questa routine è prepararsi. È molto importante preparare il proprio corpo e la propria mente all'iniziativa che si sta per iniziare. Se avessi dovuto digiunare solo per un giorno o una settimana, forse questo tipo di preparazione non sarebbe stata necessaria. Ma il digiuno intermittente è un impegno a lungo termine e non vorreste che il vostro corpo urlasse continuamente per uscire dalla routine. Il modo migliore per evitare questo problema è prepararsi lentamente, fisicamente e mentalmente, per il programma.

La Preparazione

Primo Step- Eliminate gli Snacks

Questo è uno dei passi più importanti e anche il più difficile. Gli spuntini che mangiamo durante il giorno non sono necessari al corpo. Se li eliminiamo dalla nostra dieta, non cambierà nulla di sostanziale. Ma sono diventati talmente parte integrante della nostra vita che farlo diventa molto difficile.

Se si guarda da vicino, abbiamo almeno 6-7 spuntini in ogni dato. Qui, voglio che includiate tutti i casi in cui consumate bevande zuccherate come caffè, soda o qualsiasi tipo di alcol. Ognuna di queste cose aggiungerebbe calorie al vostro sistema e quindi causerebbe un picco di insulina. Pertanto, queste cose dovrebbero essere eliminate. Poi eliminare ogni altro tipo di spuntino che si ha. Se vi piacciono le gomme da masticare, questo dovrebbe essere fermato. Se vi piace fare una pausa caffè, questo andrà via. Se vi piacciono le barrette proteiche di giorno, anche queste dovrebbero essere eliminate. Il tipo di snack che ti piace può essere diverso, ma dovrebbero andare via.

Questa è una parte preoccupante, e potrebbe volerci un po' di tempo per abituarsi. Tuttavia, non c'è modo di uscirne. Se volete avere successo nella perdita di grasso, dovrete eliminare gli snack. Una parola di cautela, non andate avanti con il digiuno intermittente fino a quando non avrete ottenuto un notevole successo nell'eliminare gli snack dalla vostra routine. Non sentite solo questo nella vostra mente, ma praticamente seguitelo per qualche giorno e cercate di adeguarvi al cambiamento.

Iniziare con la Routine 12-12

Una volta eliminati gli snack dalla vostra routine, iniziate con una routine 12-12. Questo significa semplicemente che avrete 12 ore di digiuno e 12 ore di pausa pranzo. Per praticità, potete spaziare i vostri pasti ad un intervallo di 4 ore ciascuno. Non c'è una regola rigida e veloce per questo. È solo che tenerli distanziati equamente aiuta a gestire meglio la fame all'inizio.

All'inizio, si possono anche mantenere le finestre di digiuno più corte di 12 ore. Se funziona per voi, andate per 14 ore di finestra per mangiare e 10 ore di digiuno. Questo è solo per la fase iniziale, quando si sta imparando a mantenere l'astinenza completa dal cibo per un certo periodo di tempo entro un giorno.

Il vostro obiettivo finale dovrebbe essere quello di completare la finestra di digiuno senza ossessionarsi con il cibo. In questa fase potete concedervi tutto il tempo che volete. Ma, andate avanti solo quando siete in grado di mantenere 12 ore di digiuno senza alcuna difficoltà.

Questo sarebbe più facile con una dieta equilibrata e nutriente, perché questo vi aiuterebbe a sentirvi soddisfatti più a lungo. Ne parleremo in dettaglio nei prossimi capitoli.

Il Protocollo 16/8 di Digiuno Intermittente

Per le donne, questa routine è 14/10. È stato osservato che le donne sono in grado di perdere peso meglio anche con 14 ore di digiuno, e questo non incasina i loro cicli ormonali. Questo è un motivo per cui questo protocollo di digiuno intermittente è 14/10 per le donne. Tuttavia, è ancora noto come 16/8 perché entrambi sono uguali in tutti gli altri aspetti, e 16/8 è abbastanza popolare e risuona nella mente dei praticanti.

Il protocollo di digiuno intermittente è anche conosciuto come protocollo LeanGains, e ci sono ragioni specifiche per questo. Le persone che praticano questo protocollo a digiuno intermittente perdono facilmente il grasso corporeo, ma non perdono la massa muscolare. Questo significa che questo protocollo a digiuno intermittente aiuta ad ottenere una massa corporea magra e muscolare. La perdita di massa muscolare sarebbe meno, e il bruciare i grassi sarebbe più.

Ci sono diversi modi per seguire questo protocollo di digiuno intermittente, e dipenderebbe da che tipo di persona sei. Per esempio, se siete una persona mattutina e vi piace svegliarvi presto, sarebbe meglio che iniziaste il digiuno la sera presto. Ha diversi vantaggi. Se iniziate il digiuno presto, non dovrete rimanere affamati per molto tempo la mattina. Se vi svegliate alle 6 del mattino e dovete aspettare la colazione fino alle 10, può diventare difficile perché alla fine del digiuno ci sarebbero 4 ore. Questo può essere il momento in cui la fame è più forte. La migliore soluzione sarebbe quella di iniziare il digiuno verso le 6 di sera.

Iniziare il digiuno alle 6 significa che dovrete finire la cena a quell'ora. Mangiare alle sei vi darà diversi vantaggi. In primo luogo, ci sarebbero almeno 4-5 ore prima di andare a dormire. Questo darà al vostro corpo abbastanza tempo per digerire

91

completamente il cibo prima di andare a letto. Questo farà funzionare ancora meglio il vostro sistema di digestione. Andare a letto con la pancia piena di cibo è una pessima abitudine, ma purtroppo la maggior parte di noi ci è stata.

Mangiare circa 4-5 ore prima di andare a letto significa che a quest'ora non si inizierebbe a sentirsi molto affamati, ma lo stomaco avrebbe iniziato a svuotarsi. Questo significa che i livelli di insulina comincerebbero presto a scendere e la produzione dell'ormone della crescita potrebbe iniziare presto. Abbiamo già discusso l'importanza di questo ormone nel bruciare i grassi.

Ci si può svegliare intorno alle 6 e poi passare le 2 ore successive facendo esercizio fisico e le normali attività mattutine. Si può fare colazione intorno alle 8 e iniziare le 10 ore della finestra per mangiare.

Se siete orgogliosi di essere un nottambulo, dovete posticipare ulteriormente la cena la sera verso le 8-9. Questo vi aiuterà a rimanere svegli per più tardi senza avere la voglia di mangiare qualcosa nel cuore della notte. La cosa peggiore del dover stare svegli fino a tarda notte è la voglia di mangiare. Quando si è svegli, il sistema digestivo sembra funzionare molto più velocemente. Questo è il motivo per cui se si deve stare alzati fino a tardi si deve consumare la cena fino a tardi. Ma, dovrebbe essere almeno 3-4 ore prima di andare a letto. Questo aiuta il vostro sistema digestivo a elaborare meglio il cibo.

Dovete seguire questa routine ogni giorno. Alcune persone sembrano essere attratte dai giorni di imbroglio. Vogliono avere almeno un giorno di imbrogli ogni settimana. Sarete delusi di sapere che prendere i giorni dell'imbroglio vi offre al corpo e alla mente una scusa per rompere la routine. Questa diventa un'abitudine, e presto porta a rompere l'intera routine.

Può succedere che un giorno si rompa il digiuno di mezz'ora o un'ora più velocemente e, negli altri giorni, si mantenga il digiuno un po' più a lungo. Ma, dovrete attenervi alla routine nella sua struttura di base.

Esercizio Quotidiano

Dovete esercitarvi ogni giorno. Non importa il tipo di esercizio fisico che fate, ma dovete farlo ogni giorno della settimana. Se sentite che il vostro peso vi impedisce di fare qualsiasi tipo di esercizio rigoroso, andate semplicemente a fare una passeggiata. Mettere in movimento il corpo è molto importante perché il grasso inizi a metabolizzare. Quando si fa qualsiasi tipo di attività fisica, si crea una domanda di energia che aiuterà il vostro corpo a bruciare i depositi di grasso. Stare sul divano tutto il tempo può rivelarsi controproducente.

Maybelle Cambell

94

Capitolo 8: Peso di perdita con il Metodo 16/8 a Digiuno Intermittente

Si può Fare

Una grande apprensione nella mente delle donne è che sarebbero davvero in grado di perdere peso e come funziona il processo. Questo capitolo vi aiuterà a capire come far funzionare il digiuno intermittente.

Essere sospettosi del successo delle misure di perdita di peso non è niente di insolito. Il grasso e il peso indesiderati possono essere una questione molto delicata per una donna. Non solo nuoce all'aspetto pubblico di una donna, che di per sé è una cosa molto importante, ma influisce anche sulla fiducia. Per liberarsi di questo grasso, le donne provano una varietà di mezzi. La rapida espansione dell'industria della perdita di peso nella misura in cui oggi ha una valutazione di mercato di 72 miliardi di dollari racconta la storia.

Dall'esercizio fisico e dagli integratori alle pillole e agli interventi chirurgici, le donne provano di tutto, ma il grasso rimane semplicemente il grasso.

Esercizio fisico

L'esercizio fisico è un ottimo modo per perdere peso e rimanere in forma, ma semplicemente non si può fare affidamento sull'esercizio fisico per la perdita di peso. Ci sono alcuni seri problemi con questo approccio. La prima e più importante è il problema della sostenibilità. Alcune donne all'inizio seguono una routine di esercizio rigoroso, ma non sono mai in grado di tenerne il passo a lungo termine. La vita si mette sulla loro strada. Una cosa è aspirare a sudare in palestra per ore ogni giorno e un'altra cosa è trovare il tempo per farlo. La vita di una donna è anche piena di responsabilità e di pressioni per bilanciare il lavoro e la vita personale. Tutto questo semplicemente non permette mai che ciò accada. Anche se si è in grado di farlo, l'insulino-resistenza ostacola certamente la combustione dei grassi. Senza creare il giusto ambiente all'interno del corpo, è impossibile metabolizzare il grasso.

Supplementi

Un altro modo comune è attraverso gli integratori. Semplicemente non funzionano mai per la perdita di peso. Gli integratori sono ottimi per soddisfare le carenze. Se siete sulla via della perdita di peso, i supplementi vi daranno la spinta e l'accelerazione necessaria. Tuttavia, se il vostro corpo sta resistendo al cambiamento di peso, gli integratori semplicemente non funzionano.

Pillole

Ci sono centinaia di spot televisivi e altri mezzi di comunicazione che gridano di pillole miracolose che bruceranno il vostro grasso come per magia. Se vi siete mai innamorati di queste pillole nella vostra vita, allora saprete già la verità, e se non avete ancora ceduto alla tentazione, allora considerate questo un avvertimento. Semplicemente non funzionano e possono anche essere molto dannose. Non c'è una regolamentazione su queste pillole e possono diventare un vero e proprio fastidio per la salute.

Chirurgia

La chirurgia è l'ultima risorsa a disposizione delle persone morbosamente obese, in quanto può aiutarvi a ridurre il vostro peso. Tuttavia, dovete capire che gli interventi bariatrici sono molto costosi e saranno eseguiti dal medico solo se il vostro peso ha superato una certa soglia. Inoltre, anche i guadagni degli interventi bariatrici possono essere di breve durata se non si cambiano le abitudini di vita. Anche gli interventi di bypass gastrico e la sigillatura di una parte significativa dello stomaco sono efficaci solo per un breve periodo. Il corpo inizia ad adattarsi al cambiamento e il peso inizia a salire nel giro di un paio d'anni. Anche questi interventi chirurgici hanno i loro effetti collaterali e possono portare a gravi carenze di nutrienti e a una cattiva qualità di vita.

Se guardate da vicino, vi accorgerete che queste misure falliscono perché non si fornisce al corpo l'ambiente giusto per bruciare i grassi. Pompando semplicemente il ferro per ore non si ottengono risultati se il vostro corpo è in modalità di stoccaggio continuo di grasso. Anche gli interventi chirurgici non vi aiuteranno se il vostro stile di vita rimane lo stesso di prima. La necessità è quella di adottare uno stile di vita che favorisca la perdita di peso.

Il digiuno intermittente fa questo per voi. Crea l'ambiente perfetto per la perdita di peso e per bruciare i grassi.

Come il Digiuno Intermittente aiuta

La prima cosa che fa il digiuno intermittente è che mette fine all'abitudine di mangiare frequentemente. Ogni apporto calorico porta ad un picco di insulina all'interno del corpo e porterebbe ad una resistenza all'insulina. Se si ha già una resistenza all'insulina, il glucosio prodotto dai pasti frequenti inizierebbe a trasformarsi direttamente in grasso. L'insulina nel corpo avrebbe difficoltà a stabilizzare i livelli di zucchero nel sangue, e quindi porterebbe ad una conversione diretta in grasso.

Con l'aiuto del digiuno intermittente, ci si può liberare di questo pericoloso fenomeno.

Un minimo di 14 ore di digiuno all'interno del corpo vi aiuterà di nuovo a riportare la vostra sensibilità all'insulina.

Una volta che la vostra sensibilità all'insulina ritorna, il vostro corpo sarà in grado di elaborare meglio il glucosio. La maggior parte del glucosio prodotto dai vostri pasti inizierebbe a essere consumato dalle cellule. Il resto verrebbe utilizzato da altri processi metabolici e quindi, in questo modo, il vostro aumento di peso si fermerebbe. Attenzione, il digiuno intermittente è uno dei modi migliori per mantenere un peso ideale, ed è così che avviene. La maggior parte delle persone continuano a lottare per tutta la vita per mantenere il peso perso. È un processo difficile come perdere peso.

Bruciare il grasso accumulato è un processo un po' più complicato di questo.

Bruciare i grassi

Se volete bruciare i grassi, dovrete capire il processo che il corpo utilizza per bruciare i grassi.

Il nostro corpo funziona con due tipi di combustibile:

1. Il carburante glucidico che si ottiene dai carboidrati e dalle proteine
2. Il combustibile grasso che si ottiene dal grasso dietetico e il grasso immagazzinato nel corpo

Tradizionalmente, il grasso era il mezzo originale di carburante per l'umanità, poiché non avevamo alcuna conoscenza dei carboidrati. Il genere umano dipendeva fortemente dalla caccia e dalla raccolta. La carne animale forniva al nostro corpo la quantità necessaria di grasso e proteine. La frutta e la verdura raccolte fornivano le piccole quantità di carboidrati e fibre di cui il corpo aveva bisogno. Fino a questo momento, l'obesità, il diabete, l'ipertensione arteriosa e il colesterolo alto non erano i problemi dell'umanità.

Consumavamo i grassi in grandi quantità, e quindi il nostro corpo si alimentava di grassi. Il grasso è un combustibile più pulito, poiché porta a pochissimi rifiuti tossici all'interno del corpo. È molto sano.

Una volta iniziata l'agricoltura e l'allevamento, la nostra dieta è passata da una dieta prevalentemente ricca di grassi a una dieta ricca di carboidrati. I carboidrati sono suddivisi in glucosio. Può essere assorbito dalle cellule direttamente come carburante, ed è facile da decomporre. Pertanto, è diventato il mezzo preferito di energia. Tuttavia, i carboidrati lasciano molti rifiuti tossici all'interno del corpo.

Il vostro corpo può utilizzare un solo tipo di cibo alla volta. Ciò significa che se il vostro corpo funziona con il carburante a base di glucosio, continuerà a funzionare con il carburante a base di glucosio fino a quando tutto il glucosio si esaurirà. Questa è la causa del problema. Se le nostre diete rimangono prevalentemente ricche di carboidrati, il nostro corpo avrà problemi a bruciare i grassi, poiché richiederebbe di cambiare la fonte di carburante, ed è una cosa che richiede tempo.

Il digiuno intermittente vi dà il vuoto in cui il vostro corpo può essere libero da qualsiasi tipo di glucosio, e quindi può bruciare il combustibile grasso nel corpo. È una strategia a lungo termine per bruciare i grassi.

Quando inizierete a seguire la vostra routine di digiuno intermittente, creerete dei vuoti in cui tutto il glucosio nel corpo sarà finito. Anche i livelli di insulina nel sangue sarebbero minimi. Questo è il momento in cui il vostro corpo non avrebbe altra scelta se non quella di bruciare i grassi per l'energia, poiché richiede energia a un ritmo costante per tutto il tempo. Il grasso può essere scomposto nel fegato in chetoni che possono anche alimentare il corpo.

Più lungo è il periodo di digiuno, più veloce sarebbe la combustione dei grassi. Tuttavia, questo è il luogo in cui le donne hanno un grande svantaggio, poiché i digiuni più lunghi possono creare squilibri ormonali nel loro corpo. Il digiuno di 14 ore è la via di mezzo che può aiutare a bruciare i grassi senza causare squilibri ormonali o altri problemi.

Il progresso può essere lento, ma il digiuno intermittente è un modo costante per bruciare i grassi ad un ritmo costante. Una volta che il vostro corpo si sarà adattato al cambiamento, ci saranno minimi effetti collaterali, e sarete in grado di bruciare i grassi sentendovi in buona salute. Se si apportano modifiche adeguate alla propria dieta e si adotta una sana routine di esercizio fisico, il ritmo di combustione dei grassi può essere aumentato e si può sperimentare una combustione dei grassi più veloce.

Capitolo 9: Le Regole di Base della Dieta nel Digiuno Intermittente 16/8

Capire gli Alimenti Basici - Tutte le Calorie non sono le Stesse

Il cibo gioca un ruolo molto importante per la salute. Infatti, l'80% della vostra salute dipende direttamente dal tipo di cibo che mangiate, e solo il 20% dell'impatto è creato dall'esercizio fisico e da altre cose simili. Sono il nostro cibo e le nostre abitudini alimentari che hanno portato a questo fiasco della salute.

Non molto tempo fa, a circa un secolo da oggi, il tasso di mortalità era molto alto, ma era dovuto a infezioni, malattie trasmissibili, guerre, fame e carestie. Tuttavia, i decessi dovuti a disturbi metabolici e all'obesità erano rari, se non addirittura inesistenti.

In quest'epoca, con l'aiuto della scienza e della tecnologia, abbiamo quasi conquistato le malattie trasmissibili. Le infezioni diffuse che causano milioni di vittime sono inimmaginabili per l'attuale generazione, per fortuna non ne ha memoria. Tuttavia, l'obesità, il diabete, l'ipertensione arteriosa e altri disturbi metabolici sono diventati comuni. Essi rivendicano più vite di qualsiasi altra cosa. Questi problemi sono diventati più comuni e prevalenti della fame e della povertà.

Secondo il rapporto dell'OMS, più di 1,9 miliardi di persone in questo mondo sono attualmente alle prese con problemi di peso.

Non si tratta di un numero molto piccolo. Infatti, copre quasi un quarto della popolazione mondiale.

I numeri del sovrappeso e dell'obesità negli Stati Uniti sono ancora più elevati. Il rapporto del CDC dice che più del 70% o due adulti su tre negli Stati Uniti sono in sovrappeso o obesi. Quasi il 40% di questi sono obesi, anche morbosamente obesi.

A parte le nostre cattive abitudini alimentari, un'altra cosa responsabile di questa catastrofe è il cibo malsano e le scelte alimentari sbagliate.

Il nostro cibo è fortemente dominato da carboidrati raffinati e zucchero. La percentuale di grassi sani è bassa, e stiamo consumando proteine di scarsa qualità. Tutto questo porta all'obesità e a una cattiva salute.

Una parte importante del nostro cibo è costituita dai macronutrienti. Questi sono gli ingredienti da cui ricaviamo energia.

Ci sono 3 tipi di macronutrienti:

Carboidrati: I carboidrati si ricavano da cereali, frutta, verdura e tutti i tipi di prodotti agricoli. I carboidrati sono una parte importante della nostra dieta. Ci sono alcuni tipi di frutta e verdura che hanno anche un contenuto di grassi e proteine, ma hanno anche una buona quantità di carboidrati, e quindi è possibile generalizzare i prodotti agricoli come ricchi di carboidrati. Tutti i carboidrati non sono male.

I carboidrati possono essere ulteriormente classificati in tre categorie:

1. **Carboidrati raffinati**: Questi sono i carboidrati cattivi. Li otteniamo da pane, ciambelle, cracker, patatine fritte, alimenti ad alto contenuto di amido, articoli ricchi di zucchero, biscotti, caramelle e altri prodotti simili che hanno zucchero e cereali lavorati. Questi carboidrati sono molto facili da trasformare, e quindi vengono digeriti molto velocemente, rilasciando tutto il glucosio in una sola volta. Causano il picco massimo di insulina e il consumo di questi carboidrati deve essere limitato se non si riesce a fermarlo completamente.

2. **I carboidrati complessi**: Questi sono i carboidrati buoni. Li otteniamo dai cereali integrali, dagli alimenti integrali, dalle verdure che non sono di tipo "anarchico". Questi carboidrati impiegano un tempo molto lungo per essere trasformati nell'intestino e rilasciano glucosio ad un ritmo molto lento e costante. Non causano picchi di insulina e quindi fanno bene al corpo. I cereali integrali contengono anche alcuni importanti oligoelementi essenziali per la crescita e lo sviluppo. Una piccola parte

della vostra dieta a base di carboidrati deve provenire da un consumo complesso di carboidrati.

3. **Fibra**: Le fibre sono il materiale indigesto che si ottiene da frutta, verdura e cereali. È molto importante per la salute dell'intestino in quanto aiuta a pulirlo e a ristabilire l'equilibrio nell'intestino. Anche il consumo di cibo ricco di fibre è importante in quanto ci vuole molto tempo per essere digerito e il rilascio di energia è molto lento. Gli alimenti come i cereali integrali hanno fibre indigeribili che escono esattamente nella stessa forma e senza alterazioni. Pulisce l'intestino e svolge un ruolo molto importante per la salute dell'intestino. Dalla frutta e dalla verdura si ottiene una fibra solubile simile a un gel che aiuta a ripristinare l'equilibrio intestinale. Entrambe queste fibre sono molto importanti. È necessario mangiare la frutta nel suo complesso, poiché la polpa è composta da questa fibra. Mangiare verdura a foglia verde non amalgamata e verdura delle crocifere vi darà anche un sacco di fibre insieme ad antiossidanti, fitonutrienti, flavonoidi, vitamine e minerali. Ti aiutano anche a raggiungere la sazietà alimentare più velocemente e a sentirti sazio più a lungo dopo aver mangiato.

Proteine: Le proteine sono un macronutriente che si ottiene da carni magre, legumi, cereali e latticini. Le proteine sono importanti per la costruzione dei muscoli. Ogni giorno, durante le normali attività della giornata, diversi muscoli si rompono e ne subentrano di nuovi. Quando si fa un esercizio fisico ad alta intensità o un allenamento con i pesi, il tasso di distruzione muscolare e la formazione di nuovi muscoli aumenta i collettori. Si tratta di un macronutriente per il quale il vostro corpo dipende esclusivamente dalla vostra dieta. Il corpo non produce proteine. Dovrebbe essere una parte ideale della vostra dieta quotidiana. Tuttavia, è necessario consumare solo una certa quantità di proteine che il corpo può utilizzare per la costruzione dei muscoli. Le proteine in eccesso saranno scisse per produrre glucosio. Includere la quantità di proteine necessaria nella dieta vi aiuterà a raggiungere più velocemente la sazietà. Ci vuole molto più tempo dei carboidrati per scindersi e rilasciare energia molto lentamente. Questo previene anche i picchi di insulina e fornisce energia ad un ritmo costante. Includendo una buona quantità di proteine nella vostra dieta, potete anche assicurarvi di non mangiare, e vi farà sentire soddisfatti molto più velocemente.

Grasso: Il grasso è la terza e più importante parte della dieta. Rilascia più energia per grammo e ci vuole molto più tempo per scomparire, e quindi mangiare grassi può farvi sentire soddisfatti tra un pasto e l'altro, e non avreste voglia di spuntini. Il grasso inoltre non invoca una risposta insulinica da parte del corpo, poiché la metabolizzazione e l'assorbimento dei grassi non hanno bisogno di insulina. Le cellule alfa nel pancreas producono glucagone che può convertire il grasso in energia. Quindi, gli alimenti ricchi di grassi abbassano anche i casi di un picco di insulina. Rendere il grasso una parte importante della dieta può aiutare ad abbassare la resistenza all'insulina e ad ottenere un'energia sostenuta. Ciò significa anche che il vostro corpo non dovrà passare frequentemente dal bruciare il glucosio al grasso. Questo faciliterà anche una combustione più rapida dei grassi.

I carboidrati, le proteine e i grassi sono tutte fonti di energia. Misuriamo l'energia in calorie, e quindi è importante farsi un'idea delle calorie che forniscono.

I **carboidrati** forniscono 4 calorie in 1 grammo

Le **proteine** forniscono 4 calorie in 1 grammo

Il **grasso** fornisce 9 calorie in 1 grammo

Sebbene i carboidrati e le proteine forniscano lo stesso numero di calorie per grammo, non sono le stesse. I carboidrati vengono elaborati molto velocemente, e quindi l'energia prodotta dai carboidrati ha vita breve perché si esaurisce in fretta. Le proteine, invece, vengono elaborate molto lentamente, e quindi l'energia viene rilasciata a un ritmo costante. Anche le calorie fornite dai carboidrati non sono le stesse. I carboidrati raffinati portano a un picco istantaneo di insulina quando si scompongono rapidamente in glucosio. I carboidrati complessi richiedono molto più tempo e quindi producono energia ad un ritmo molto lento. Pertanto, i carboidrati complessi non causano un picco di insulina di natura simile. Il grasso non provoca affatto un picco di insulina, poiché il processo di degradazione del grasso è completamente diverso.

Un'altra categoria di carboidrati che di solito consumiamo molto si chiama **calorie vuote**. Otteniamo calorie vuote da cose che causano un picco di insulina ma che non danno nulla all'intestino per il processo. Bevande zuccherate, succhi di frutta, bevande energetiche sono alcuni esempi di calorie vuote. Queste sono le cose che causano il maggior numero di danni per quanto riguarda l'accumulo di grassi.

Quando si ingeriscono calorie vuote, si convertono istantaneamente in glucosio, ma non forniscono nulla all'intestino su cui lavorare. Questo crea due problemi distinti. In primo luogo, l'intestino inizia a rilasciare succhi digestivi in previsione del cibo, e quando non c'è davvero nulla, questi succhi si sprecano. Essi causano anche danni al bioma intestinale. In secondo luogo, un gran numero di calorie ingerite attraverso queste bevande energetiche aumenta istantaneamente i livelli di glucosio nel flusso sanguigno. Causano un grave picco di insulina, e il corpo inizia a lottare con la gestione dei livelli di zucchero nel sangue. L'insulina deve finalmente convertire tutto il glucosio in eccesso in grasso.

Pertanto, si vede che il consumo di grassi porterà alla fine ad un esaurimento dei grassi nel corpo, mentre il consumo di carboidrati raffinati e di cibi ricchi di zucchero aumenterà il grasso nel corpo.

Regole per il Digiuno Intermittente e la Dieta

Le regole della dieta nel digiuno intermittente sono semplici. È sufficiente assicurarsi che il cibo che si consuma non provochi un grave picco di insulina. Dovrebbe essere tale da garantire la sazietà più a lungo. Se mangiate cibi ricchi di carboidrati raffinati, questi verranno elaborati velocemente e il vostro corpo non avrà nulla di concreto da elaborare. In questo caso, sentirete la fame e il desiderio di cibo molto più velocemente, e diventerebbe difficile per voi mantenere più a lungo le ore di digiuno.

1. La vostra dieta deve avere una buona quantità di proteine. Vi aiuterà a rimanere sazi più a lungo.
2. Anche la quantità di grassi dovrebbe essere elevata, poiché aiuta anche a sentirsi più sazi.
3. Dovete consumare il maggior numero possibile di alimenti ricchi di fibre. Verdure a foglia verde, frutta con polpa, cibi integrali e legumi sono alcune delle cose che forniscono molte fibre nel cibo. Ti riempie anche velocemente. Anche l'apporto calorico totale è basso in queste cose. Tutte

queste cose rendono il cibo ad alto contenuto di fibre una parte ideale di una dieta a digiuno intermittente.

4. I carboidrati raffinati dovrebbero essere consumati il meno possibile, perché non durano a lungo e portano alla voglia di mangiare.

5. Gli alimenti ad alto contenuto di zucchero dovrebbero essere eliminati; causano picchi di insulina e aumentano i livelli di zucchero nel sangue.

6. Le calorie vuote non dovrebbero essere consumate affatto. Non bevete il succo di frutta, mangiate invece la frutta intera. Non bevete bevande gassate, anche le bibite dietetiche o le bevande a zero calorie sono ugualmente dannose. Non esiste una cosa come zero calorie se è dolce. L'alcol è anche una grande causa di picchi di insulina insieme ad altri problemi di salute che crea. Anche il consumo di alcol dovrebbe essere limitato, se non completamente fermato.

Maybelle Cambell

.

Capitolo 10: Il Protocollo di Digiuno Intermittente 16/8 non è Restrittivo

Puoi ancora Mangiare Tutto Quello che Vuoi

Il digiuno intermittente non impone divieti generalizzati per i prodotti alimentari, come la maggior parte delle diete ipocaloriche che la gente segue. Il digiuno intermittente non è affatto una dieta. È semplicemente un cambiamento di stile di vita che aiuta il vostro corpo a diventare più sensibile all'insulina e aumenta le condizioni per bruciare i grassi.

Un grosso problema nell'imporre un divieto totale su un alimento è il desiderio e la tentazione che crea in mente. Anche se non vi è mai piaciuto quel prodotto alimentare prima d'ora semplicemente perché non potete mangiarlo, la vostra mente creerebbe un desiderio per quei prodotti alimentari. Questo fenomeno diventa molto più grave quando questo accade con gli alimenti che ti piacciono veramente. Il più delle volte questi alimenti sono ricchi di zuccheri, e quindi sono un severo no-no dal punto di vista della salute.

Tuttavia, la perdita di peso è un fenomeno tanto mentale quanto fisico. I desideri soppressi per il cibo non permettono mai alla mente di riposare, e si cerca di compensare tale perdita mangiando troppo o altri modi altrettanto dannosi, se non più dannosi.

113

Il digiuno intermittente non pone alcuna restrizione di questo tipo. Potete mangiare quello che volete. Tuttavia, ci dovrebbero essere due semplici regole.

1. Dovete mangiarli bene all'interno della vostra finestra alimentare.
2. Bisogna consumarli solo in piccolissime quantità e non farne un'abitudine.

Queste due semplici regole possono aiutarvi ad evitare le tentazioni, e sarete in grado di muovervi sulla strada del bruciare i grassi senza dovervi maledire ad ogni passo.

Il Digiuno Intermittente è Più sul "Quando Mangiare" e Meno su "Cosa Mangiare".

Il digiuno intermittente dà più enfasi su "quando mangiare". Questo è importante perché il vostro modello alimentare influenza la resistenza all'insulina nel corpo e il meccanismo di combustione dei grassi. Cosa mangiare" non è un grosso problema, perché se il vostro corpo brucia energia a un ritmo costante, qualche caloria in più si brucerebbe senza difficoltà. Se il vostro corpo ha problemi a metabolizzare il glucosio in generale, ogni caloria in più sarebbe un peso per il vostro sistema.

Tuttavia, questo non significa che si può sovraccaricare il sistema di calorie. Significa solo che dovete consumare una dieta sana ed equilibrata in modo da iniziare a sentirvi soddisfatti. Ricordate che ci vogliono circa 20 minuti prima che l'ipotalamo induca la sazietà dopo aver fatto il pieno. Ciò significa che quando vi sentirete sazi all'incirca all'80%, avrete mangiato la quantità necessaria. Se fate una breve pausa in quel momento, dopo un po' non vi sentirete più affamati. Questo accade perché, per loro, la sensazione di sazietà ha preso il sopravvento.

Pertanto, dovete mangiare con cautela. Dovreste smettere di mangiare quando cominciate a sentirvi anche solo un po' sazi.

Mangiare troppo non aiuta la vostra causa, e quindi deve essere evitato il più possibile. Cercate di includere nella vostra dieta cose che occupano più spazio ma che aggiungono meno calorie al vostro organismo. Per esempio, potete includere nella vostra dieta porzioni illimitate di verdura a foglia verde senza preoccuparvi delle calorie. Le verdure a foglia sono piene di fibre e antiossidanti. Hanno calorie trascurabili e possono farvi sentire più pieni per molto più tempo.

I 3 Pasti del Giorno

Il digiuno intermittente 14/10 vi darà la possibilità di consumare tre pasti al giorno. Inizialmente si dovrebbero seguire 3 pasti al giorno, ma man mano che si diventa più abituati alla routine, in genere si riduce a 2 pasti e 1 piccolo rinfresco. Avere una dieta ricca di proteine e grassi ha i suoi vantaggi, e sentirsi meno affamati è uno di questi.

Ci sono alcune cose importanti che dovete cercare di seguire:

Allungare la colazione o il primo pasto della giornata il più possibile

Se si segue correttamente la routine del digiuno intermittente e si fa esercizio fisico al mattino, è possibile che non si inizi a sentire la fame molto presto. Questo vi permetterà di allungare un po' la colazione fino a fine giornata. Vi aiuterà in molti modi. Se non fate colazione molto presto, non sentirete il bisogno di mangiare nulla molto presto, poiché vi sentirete più sazi a causa della colazione quando sarete nella parte attiva della giornata. Vi sentirete meno inclini a cedere alle tentazioni di spuntini e bevande.

La vostra colazione dovrebbe essere equilibrata

La vostra colazione dovrebbe essere un buon mix di grassi, proteine e carboidrati interi, così come dovrebbe avere una buona porzione di verdure. Se la vostra colazione è equilibrata, la vostra voglia di cibo diminuirà notevolmente. Cercate di evitare completamente gli alimenti amidacei e zuccherati. Se dovete averli, non includerli nella vostra colazione.

Potete prendere delle bevande

Il digiuno intermittente non pone un divieto generale sulle bevande. Si può avere caffè nero non zuccherato, tè verde e acqua fresca di calce non zuccherata. Tutte queste cose non aggiungono calorie al vostro sistema e quindi non invocano una risposta insulinica. Il tè verde non zuccherato è una buona fonte di antiossidanti, e quindi è buono per bruciare i grassi. Aiuta ad abbassare il tasso di infiammazioni. Il caffè nero non zuccherato vi aiuterà a combattere i sintomi dell'astinenza da zucchero e vi aiuterà anche a sopprimere i dolori della fame. L'acqua di calce fresca non zuccherata aiuta anche a sopprimere la fame e aiuta anche ad accelerare il processo di taglio dei grassi.

Il secondo pasto del giorno dovrebbe essere leggero

Il secondo pasto della giornata o il pranzo dovrebbe essere leggero e cercare di includere nell'insalata solo le insalate preparate in casa o le verdure a foglia, perché sono leggere e non ti farebbero sentire letargico. Ad alcune persone piace consumare il pranzo a tarda notte e tenerlo medio pesante. Questo aiuta anche a mantenere l'ultimo pasto della giornata ancora più leggero. Tutto dipende dallo spazio che si vuole mantenere tra i due pasti.

L'ultimo pasto della giornata

L'ideale sarebbe fare l'ultimo pasto della giornata in anticipo. L'ultimo pasto della giornata dovrebbe essere mantenuto in modo tale da causare il minimo picco di insulina. Non dovrebbe essere molto pesante perché può farvi sentire inquieti e vorreste che il cibo venisse digerito prima di andare a letto. Mantenerlo semplice e dritto è sempre la cosa migliore.

Il numero di calorie che volete includere in ogni pasto dipende da voi. Infatti, non c'è nemmeno bisogno di contare le calorie. Basta giudicare il cibo in base al tipo di nutrizione che fornisce e cercare di mantenerlo privo di carboidrati raffinati e zuccheri.

Capitolo 11: Calcolo del Rapporto Calorico Ideale

Mappatura dei Requisiti Calorici

Anche se il calcolo delle calorie non è una cosa molto importante nel digiuno intermittente, poiché il vostro corpo si autoregola. Dovrete ridurre i vostri spuntini, e questo vi porterà via anche un gran numero di calorie perché hanno un sacco di carboidrati raffinati e zucchero.

Se vi atterrete a 2-3 volte al giorno, non avrete nulla di cui preoccuparvi.

La riduzione dell'apporto calorico non è un parametro importante per bruciare i grassi nel digiuno intermittente.

Tuttavia, non sarebbe male se si consuma quasi lo stesso numero di calorie o qualche caloria in meno di quelle necessarie. Dovete ricordare che non dovreste ridurre troppo l'apporto calorico, altrimenti avrà un impatto negativo simile alle diete ipocaloriche.

Se volete conoscere il vostro fabbisogno calorico, potete seguire la formula indicata.

La prima cosa da sapere sul vostro fabbisogno energetico è capire il fabbisogno calorico del vostro corpo. Questo è noto come tasso metabolico basale. Questo è il numero di calorie di cui il vostro corpo ha bisogno nello stato di inattività. Ciò significa che anche se non fate alcun tipo di attività fisica, il vostro corpo avrebbe bisogno di queste molte calorie per eseguire vari processi nel corpo.

Tasso metabolico basale

Il BMR è calcolato con le formule indicate di seguito:

BMR: 655+(4,35 x Peso in libbre) + (4,7 x Altezza in pollici) - (4,7 x Età in anni)

Significa che se una donna ha la seguente descrizione:

- Peso 132 libbre
- Altezza 5 piedi 10 pollici o 70 pollici in totale
- Età 32 anni

Il BMR sarebbe 655 (4,35 x 132) + (4,7 x 70) - (4,7 x 32) = 1407,80

Questo è il numero di calorie di cui una donna con questi particolari avrebbe bisogno nello stato di inattività.

Se volete sapere il numero di calorie di cui avreste effettivamente bisogno, dovete scoprire il vostro fabbisogno energetico giornaliero totale.

Potete scoprirlo con le formule riportate di seguito:

Consumo totale giornaliero di energia

Stile di vita sedentario (nessun esercizio): BMR x 1,2

Esercizi di luce 1-3 volte a settimana: BMR x 1,375

Esercizio moderato 1-3 volte a settimana: BMR x 1,55

Esercizio molto attivo 6-7 volte a settimana: BMR 1,725

Esercizio ad alta intensità 6-7 volte a settimana e un lavoro che comporta lavoro fisico: BMR x 1,9

Con questi calcoli è possibile apportare le modifiche necessarie alla propria dieta.

Maybelle Cambell

Capitolo 12: La Dieta Keto - È la prossima grande cosa?

Un'Introduzione alla Dieta Keto

La dieta Chetogenica o dieta Keto è un altro termine che rimane in grande evidenza per quanto riguarda la perdita di peso. Dai bodybuilder agli atleti, tutti parlano di questa dieta.

La parola Keto deriva dalla chetosi. È il processo in cui il corpo inizia a utilizzare il grasso come fonte di carburante al posto del glucosio. Comincia a rompere le molecole di grasso in unità più piccole chiamate chetoni, che possono essere usati al posto del glucosio. Il processo di utilizzo dei chetoni come combustibile è noto come chetosi.

La dieta chetogenica non è iniziata originariamente come dieta per la perdita di grasso. È stata progettata da un medico per trattare l'epilessia nei bambini, ma poi sono venuti alla luce altri benefici di questa dieta, ed è diventata una grande sensazione nel segmento della perdita di grasso.

La dieta keto funziona semplicemente sul concetto di far cambiare al corpo il suo modo di bruciare il carburante.

Come sapete, la nostra dieta è composta principalmente da carboidrati e da piccole quantità di proteine e da quantità ancora più piccole di grassi.

Quindi, il nostro corpo è principalmente in modalità di combustione del glucosio. Questo processo porta anche al rilascio di molte tossine.

La dieta chetogenica comprende principalmente grassi, una quantità adeguata di grassi e una quantità molto piccola di carboidrati. In questo modo il corpo esce dal modo di bruciare il glucosio e lo mette in modalità brucia-grassi. Questo cambiamento nel carburante significherebbe che, una volta terminata la dieta, il corpo non avrebbe difficoltà a bruciare il grasso corporeo per il carburante, poiché non sarebbe necessario alcun cambio di carburante.

La combustione dei grassi rilascia molta energia, e quindi la chetosi vi farebbe sentire più energici.

Quando il corpo brucia il glucosio, subisce diversi cali di energia. Questo accade perché quando si consuma cibo, i carboidrati rilasciano molta energia all'istante. Il vostro corpo entra in azione e inizia a stabilizzare i livelli di zucchero nel sangue attraverso vari mezzi. In primo luogo, il glucosio viene assorbito dalle cellule, e ti fa sentire molto energico all'improvviso, poi l'insulina inizia a immagazzinare il glucosio come glicogeno e grasso. Tuttavia, tutto questo deve essere fatto il più velocemente possibile perché i livelli di zucchero nel sangue non possono rimanere molto alti per molto tempo. Il glucosio assorbito dalle cellule può essere utilizzato solo per brevi periodi e quindi sarebbe necessario consumare di nuovo il cibo in breve tempo.

Questo è il motivo per cui le persone che seguono diete ad alto contenuto di carboidrati iniziano a sentire la fame così velocemente.

Quando il vostro corpo è in chetosi, non ci sono questi cali di energia. Il vostro corpo prima brucia il grasso della vostra dieta come carburante, e quando questo è finito inizia a bruciare il grasso corporeo. Poiché non è necessario alcun interruttore di energia, non si sentono cali di energia.

Questo semplice principio rende la dieta keto uno dei modi migliori per perdere peso.

Un semplice cambiamento nella dieta può rendere il vostro corpo più capace di bruciare i grassi. Questo è il motivo per cui la dieta a base di keto è diventata così popolare in questi giorni.

Maybelle Cambell

Capitolo 13: Dieta Keto e Digiuno Intermittente

La dieta Keto e il digiuno intermittente si completano perfettamente a vicenda. È semplicemente un abbinamento fatto in cielo.

Il digiuno intermittente è un principio che aiuta il corpo a creare lunghi vuoti in modo che l'insulina nel corpo possa essere portata ai suoi livelli più bassi. Porta anche al completo esaurimento del glucosio nel flusso sanguigno. Una volta che i livelli di glucosio sono scesi a zero, costringe il corpo a nutrirsi dei suoi depositi di grasso per l'energia.

Tuttavia, se si sta seguendo una dieta normale, il cambiamento dovrebbe essere fatto ogni giorno. Ci sarebbero finestre più piccole di carenza di glucosio, e la combustione dei grassi sarebbe lenta. Ma, se si inizia a seguire una dieta a base di keto mentre si pratica il digiuno intermittente, il corpo non dovrebbe fare alcun cambio di carburante. Rimarrebbe continuamente in modalità brucia-grassi, e ogni volta che l'apporto di glucosio nella dieta diminuisse, il corpo inizierebbe a bruciare naturalmente il grasso corporeo.

Questo è un motivo per cui è sempre meglio usare sia il keto che il digiuno intermittente insieme.

Seguire il digiuno intermittente con la keto è simile a seguire il digiuno intermittente con qualsiasi altra dieta. Non sarebbe necessario apportare modifiche sostanziali alla vostra routine.

Per quanto riguarda la dieta a base di keto. Può essere un cambiamento sostanziale rispetto alla vostra dieta regolare, poiché dovrete rendere la vostra dieta prevalentemente ricca di grassi.

La dieta a base di keto è ad alto contenuto di grassi e a basso contenuto di carboidrati. Il contenuto di proteine nella dieta è conforme alle esigenze dell'organismo. Dovete dividere l'apporto giornaliero di proteine in tre porzioni uguali e consumarle ad ogni pasto. Non cercate di consumare tutte le proteine in un solo pasto, perché questo può portare anche alla produzione di glucosio. Ricordate sempre che anche l'eccesso di proteine viene suddiviso come glucosio. Quindi, mangiare proteine in eccesso danneggerà le vostre iniziative per la perdita di grasso.

La percentuale di carboidrati in una dieta a base di keto è molto bassa. È quasi trascurabile, e anche le fonti da cui si possono trarre i carboidrati sono limitate. Questo è un grande compromesso che potreste dover fare. Dovete attingere tutti i vostri carboidrati da verdure a foglia verde non di tipo gerarchico e da carboidrati complessi. La vostra dieta dovrebbe essere ricca di alimenti a basso contenuto di amido e ad alto contenuto di fibre.

Se si segue una dieta keto con il digiuno intermittente, si può sperimentare una rapida perdita di peso come una dieta keto dà una grande spinta a bruciare i grassi. È importante notare che quando si segue una dieta a base di keto, è anche possibile seguire la restrizione calorica, poiché l'energia derivata dalla dieta non ha molta importanza. Il vostro corpo brucia lo stesso tipo di carburante e quindi, dopo un certo periodo di tempo in cui siete a digiuno, inizia automaticamente a bruciare il grasso corporeo.

Pertanto, se il vostro fabbisogno calorico giornaliero è di 2000 calorie, potete facilmente ridurlo a 500 calorie e far sì che il corpo compensi il deficit di 500 calorie dal grasso corporeo. In questo modo, sarete in grado di bruciare più velocemente il grasso corporeo e vi avvicinerete anche alla salute.

Capitolo 14: Combinare la Dieta Keto con il Digiuno Intermittente

Far Lavorare Insieme Entrambi

Combinare la dieta keto con il digiuno intermittente è la cosa più naturale da fare, poiché entrambe le idee si completano perfettamente a vicenda e portano ad una combustione più rapida dei grassi oltre ad altri benefici per la salute.

La cosa più importante da fare è apportare modifiche alle proporzioni dei macronutrienti e implementarle nel piano dietetico.

Il rapporto macronutrienti ideale dovrebbe essere:

Grasso: 70-75%

Proteine: 20-25%

Carboidrati: 5-10%

Grassi

Si dovrebbe includere un sacco di grassi sani nella vostra dieta.

Grassi sani come noci e semi dovrebbero fare il taglio.

È anche possibile includere frutti ricchi di grassi come gli avocado.

Carni all'erba e pesci grassi sono anche cose buone da includere nella vostra dieta.

Dovreste escludere i fast food e i cibi fritti. Anche se hanno molti grassi, il grasso è generalmente costituito da grassi trans che dovrebbero essere evitati. Questi alimenti hanno anche molto zucchero e sale che vorreste evitare in quanto possono essere d'intralcio alla chetosi e sono molto dannosi per la salute del cuore e per i livelli di zucchero.

Anche se la percentuale di grassi è molto alta in una dieta cheto, non significa che dovrete mangiare molti grassi. Il grasso è alto in calorie e quindi mangiare anche piccole quantità di grasso compenserebbe la percentuale.

Proteine

È possibile includere nella dieta carne magra alimentata con erba per completare il contenuto proteico.

Anche i legumi hanno molte proteine e potete includerle nella vostra dieta quotidiana. Potete mangiare i germogli perché sono una fonte più pulita di proteine ricche.

Anche il tofu, la ricotta e i latticini e gli albumi d'uovo forniscono proteine in buone quantità.

Anche i pesci sono ricchi di proteine e forniscono anche acidi grassi Omega-3 che fanno bene al cuore.

Carboidrati

Dovrete fare attenzione a includere i carboidrati nella vostra dieta. Dovete scegliere solo fonti di carboidrati ad alto contenuto di fibre nella vostra dieta. I carboidrati complessi ottenuti da cereali integrali possono fare una parte del rapporto carboidrati.

Il vostro obiettivo dovrebbe essere quello di includere nella vostra dieta il maggior numero possibile di verdure a foglia non amidacee. Questo è l'unico tipo di carboidrati che si può consumare senza preoccuparsi del numero di calorie che si stanno ingerendo. Si dovrebbe avere almeno 7-10 tazze di verdure a foglia non amidacee nella vostra dieta ogni giorno.

Queste verdure ti riempiranno e ti faranno sentire sazio molto più velocemente. La fibra solubile in queste verdure fa una sostanza gelatinosa nel vostro intestino che pulisce l'intestino e aiuta ad alleviare la resistenza all'insulina.

Potete anche fare una purea di queste verdure e consumarle.

Anche gli alimenti antinfiammatori dovrebbero far parte della vostra dieta in quanto aiutano nelle infiammazioni croniche e si rivelano un aiuto nella vostra dieta.

Combinare il keto con il digiuno intermittente è un modo semplice ed efficace per iniziare a bruciare rapidamente i grassi.

Il digiuno intermittente aiuta a creare l'ambiente perfetto per bruciare i grassi, e una dieta a base di keto aiuta a rendere l'intero processo più veloce e più fluido.

Capitolo 15: Le Cose da Tenere a Mente

Precauzioni da Prendere

Non avere fretta

Questo è un punto molto importante e non potrà mai essere sottolineato abbastanza. Non si deve commettere l'errore di iniziare con tutta la routine del digiuno 14/10. È un errore molto comune che le donne commettono e poi finiscono per pagare con uno squilibrio ormonale e una sensazione di fallimento. È importante dare al proprio corpo il tempo necessario per effettuare la transizione.

Il nostro corpo si abitua a una routine, per quanto brutta sia. Se si cerca di cambiarla con uno scossone improvviso, ci possono essere reazioni avverse. Se siete una persona a cui piace avere pause alimentari più piccole a intervalli regolari, anche una pausa di 4 ore dal cibo può iniziare a sembrare molto. La vostra mente continuerebbe a spingervi a mangiare qualcosa, e la vostra mente rimarrebbe occupata con i pensieri del cibo. Questo è qualcosa che stiamo cercando di evitare.

Quindi, cominciate a liberarvi dell'abitudine di fare uno spuntino. Una volta che vi siete abituati a questo, iniziate a prolungare il divario tra i vostri pasti.

135

Prima di tutto, provate a digiunare per 12 ore e ad avere una finestra di 12 ore per mangiare, per poi estenderla a 14 ore solo quando il vostro corpo si sarà completamente adattato alla routine precedente.

Ascoltate il vostro corpo

Ascolta sempre il tuo corpo. Il digiuno, anche per un po' più di tempo, può avere un impatto profondo sul vostro corpo. Il corpo di ogni donna è diverso. Alcune donne possono digiunare facilmente per 16 ore e più senza avere alcun tipo di effetto collaterale, mentre ci sono donne che possono avere problemi anche nel programma di digiuno di 14 ore. Dovete ascoltare i segnali che il vostro corpo sta inviando.

È necessario monitorare attentamente se il digiuno di 14 ore provoca uno squilibrio ormonale di qualsiasi tipo. Se il vostro ciclo mestruale cambia o affrontate qualsiasi altro tipo di difficoltà, dovete reagire a questo cambiamento in modo sensibile.

Provate a riadattare il vostro programma di digiuno per trovare la vostra zona di benessere. Ricordate che alcune donne possono perdere peso anche con un programma di digiuno più breve di 14 ore.

136

La finestra di digiuno di 14 ore non è una regola molto dura e veloce. Se sentite che la fame forte vi fa male alcuni giorni, sentitevi libere di mangiare qualcosa anche un po' prima.

Un po' di fame fa bene alla salute perché aiuta nella produzione di vari ormoni utili. Porta anche alla creazione di uno stress positivo che è salutare per il corpo. Tuttavia, non dovreste sforzare eccessivamente il corpo, perché questo può causare stress cronico, che potrebbe diventare una causa di aumento di grasso, e questo sarebbe controproducente.

Evitare lo zucchero

Questo è qualcosa che dovrete eliminare dalla vostra dieta. Lo zucchero raffinato è qualcosa di cui il nostro corpo non è consapevole. È composto da glucosio e fruttosio. Il nostro corpo può usare il glucosio direttamente, ma non può metabolizzare il fruttosio. Questo è il tipo di zucchero che può essere eliminato solo nel fegato. Il nostro fegato è il secondo organo più grande del corpo, ma ha la responsabilità di svolgere più di 500 funzioni ed è il principale disintossicante. La rottura del fruttosio è una responsabilità aggiuntiva che può far lavorare troppo il fegato. Bisogna cercare di evitarlo in ogni circostanza.

L'industria di trasformazione alimentare ha instillato nella nostra mente una grande paura dei grassi. La maggior parte delle persone crede che mangiare grassi li renderebbe grassi. Questo è il motivo per cui gli alimenti più popolari sul mercato sono quelli senza grassi. Vogliamo semplicemente buttare via il grasso da ogni cibo sano che mangiamo.

La maggior parte dei cibi malsani sono carichi di grassi trans malsani che dovrebbero essere eliminati, ma lo permettiamo come un piacere.

L'industria di trasformazione alimentare ha sostituito il grasso con lo zucchero, e questo è il più grande disastro sanitario. Il grasso aggiunge anche sapore al cibo, e quando il grasso viene tolto dal cibo, rende il cibo insapore. Per compensare la perdita di gusto, queste aziende aggiungono copiose quantità di zucchero negli alimenti. Utilizzano persino sciroppo di mais ad alto contenuto di fruttosio negli alimenti, che è una forma ancora più concentrata di fruttosio. Queste cose causano danni ancora maggiori al nostro fegato e portano anche a frequenti picchi di glucosio e resistenza all'insulina.

È necessario eliminare lo zucchero raffinato dalla dieta. Se siete amanti dei dolci, affidatevi alle fonti naturali di zucchero come la frutta. I frutti hanno anche una certa quantità di fruttosio, ma il nostro corpo è in grado di metabolizzarlo facilmente e non deve affrontare così tanto stress.

Non dovete mai bere succhi di frutta al posto della frutta intera, perché questo rimuove la polpa e riempie l'organismo di calorie vuote. Le fibre devono rimanere una parte importante della vostra dieta.

Mantenere una routine sana e attiva

Se si desidera bruciare rapidamente i grassi, è necessario mantenere un programma attivo. Cercate di fare esercizio e di rimanere attivi nella vostra vita quotidiana. Cercate di prendere le scale al posto dell'ascensore il più possibile. Se avete un lavoro d'ufficio, cercate di fare brevi pause e di camminare per qualche minuto.

Fate passeggiate al mattino e alla sera.

Camminate il più possibile e, se possibile, abbandonate l'auto se vi trovate nelle vicinanze.

Lo stress è un altro fattore che porta all'aumento di peso. L'ormone dello stress può agire come una martellata sul vostro sistema e può rallentare il funzionamento di tutti gli altri ormoni. Cercate di vivere una vita senza stress. Anche la meditazione e lo yoga possono aiutarvi a ridurre lo stress nella vita.

Un sonno adeguato è importante

Il sonno è molto importante. Il vostro corpo esegue molti lavori di riparazione e manutenzione mentre siete addormentati. Privarsi del sonno può essere d'intralcio a questi processi. 7-8 ore di sonno è importante che il corpo rimanga in uno stato di completo rilassamento. Il digiuno può anche aggiungere un po' di stress al corpo per il quale il sonno è importante.

Il vostro corpo produce ormoni come la grelina, l'adrenalina e l'ormone della crescita, che sono utili per bruciare i grassi. Se non si dorme adeguatamente, la produzione di questi ormoni ne risentirà.

Esercizio fisico regolare

L'esercizio fisico è un ottimo modo per rimanere in salute e creare un fabbisogno energetico per il corpo, che verrebbe soddisfatto bruciando i grassi. Fare un allenamento ad alta intensità ad intervalli è il modo migliore per accelerare il processo di combustione dei grassi. Si può fare un allenamento ad alta intensità nei giorni non consecutivi e fare semplici esercizi cardio nei giorni di riposo. Questo creerebbe un ambiente ideale per bruciare i grassi.

L'esercizio dovrebbe essere fatto a digiuno, poiché durante questo periodo la quantità di ormone della crescita e di adrenalina è elevata nel vostro corpo. Entrambi questi ormoni forniscono la resistenza e portano anche ad una combustione più rapida dei grassi. In questo periodo avrete i migliori risultati.

Se non potete fare esercizio fisico ad alta intensità a causa di un eccesso di peso o per altri motivi di salute, dovete fare esercizi cardio leggeri. Yoga, corsa, camminata e nuoto anche alcune forme di esercizio fisico che chiunque può fare indipendentemente dai vincoli di salute.

È importante mantenere uno stile di vita attivo se si vuole dire addio al peso in eccesso dalla propria vita.

Capitolo 16: Quando non Fare il Digiuno Intermittente

Rispettare le Circostanze Speciali

Il digiuno intermittente è un modo incredibile per raggiungere una salute superba ed evitare i pericoli dei disturbi dello stile di vita comuni di questi tempi. Tuttavia, il digiuno non è per tutti. Come ho detto prima, anche il digiuno intermittente non dovrebbe essere trattato come una dieta per la perdita di peso o una cura. È uno stile di vita sano. È qualcosa che dovrebbe essere adottato da persone che non soffrono di alcuna malattia cronica. Questi individui possono aspettarsi una vita più sana e un minor rischio di disturbi metabolici con l'invecchiamento.

Se una persona soffre di qualsiasi tipo di malattia cronica, il digiuno intermittente non dovrebbe essere fatto senza il consiglio di un medico. Il digiuno intermittente è un grande impegno. Può essere d'intralcio ai vostri farmaci o ad altre routine. Dovete parlare con il vostro medico prima di iniziare il digiuno intermittente.

Se soffrite di problemi di gestione della glicemia o di diabete, il digiuno intermittente non dovrebbe essere fatto senza la supervisione del vostro medico. Può portare a gravi abbassamenti dei livelli di zucchero nel sangue, che possono essere pericolosi.

Le donne con una storia di disturbi alimentari come l'anoressia, la bulimia e l'abbuffata dovrebbero evitare il digiuno intermittente. Anche se vi siete ripresi da questi problemi, il digiuno può spingervi di nuovo verso questi disturbi.

Le donne che soffrono di ansia e depressione non dovrebbero praticare il digiuno intermittente senza consultare il proprio medico.

Le ragazze al di sotto dei 18 anni non dovrebbero digiunare perché può ostacolare la loro crescita e il loro sviluppo. Il fabbisogno energetico nell'età della crescita è molto alto, e quindi dovrebbero evitare di praticarlo.

Le donne che cercano di concepire non dovrebbero praticare il digiuno intermittente. Il digiuno può influenzare il ciclo dell'ovulazione e possono avere difficoltà a concepire.

Le donne incinte non dovrebbero praticare alcuna forma di digiuno. Può essere molto dannoso sia per la madre che per il bambino. Le donne incinte hanno un enorme fabbisogno energetico e il digiuno può essere d'intralcio.

Anche le donne che allattano non dovrebbero digiunare.

In caso di gravi cambiamenti del ciclo mestruale, dovete interrompere il digiuno e consultare immediatamente il vostro medico.

Se notate i cambiamenti menzionati qui sotto, dovete smettere di digiunare e consultare immediatamente il vostro medico:

- Perdita di peso rapida e anormale
- Caduta di capelli pesanti
- Irritazione costante
- Vertigini persistenti
- Acne cistica
- Diminuzione della tolleranza al glucosio o della sensibilità all'insulina

Questi problemi non sono comuni, e molto raramente qualcuno sperimenta questi sintomi a causa del digiuno; tuttavia, è sempre meglio prevenire che curare. Dovete stare attenti a questi sintomi e, se compaiono, consultate immediatamente il vostro medico. Questi sintomi possono anche essere segnali di avvertimento di altri gravi problemi di salute che potrebbero essersi sviluppati in silenzio.

Maybelle Cambell

Capitolo 17: I Possibili Effetti Collaterali e i Modi per Affrontarli

La Conoscenza è Potere

Mal di Testa, Vertigini, Nausea e Irritazione

All'inizio della routine di digiuno, si possono verificare sintomi come mal di testa, vertigini, nausea e irritazione. Questi sono sintomi comuni e non dovrebbero creare panico nella vostra mente. Questi non sono i problemi creati dal digiuno o dalla dieta Keto, ma dai sintomi di astinenza da zucchero.

Quando la vostra dieta è composta principalmente da zucchero, il corpo si abitua a frequenti picchi di insulina. Tuttavia, quando si inizia a digiunare o si passa a una dieta senza zucchero ad alto contenuto di grassi, può far sì che il corpo abbia voglia di zucchero e creare tali sintomi. Non c'è nulla di cui preoccuparsi, poiché questi sintomi si attenueranno presto. Un modo migliore e più semplice per affrontare questi problemi è bere caffè nero o tè verde non zuccherato due o tre volte al giorno. Questi stimolanti vi aiuteranno a combattere il mal di testa e vi faranno sentire freschi.

Una cosa importante da ricordare è che non bisogna fare eccessivo affidamento su questi stimolanti. Non bevete tè o caffè più di 2-3 volte al giorno perché potreste diventare dipendenti da questi stimolanti.

Tremore e sensibilità al caldo e al freddo

Questo è anche un problema comune che si potrebbe verificare durante la pratica di qualsiasi tipo di digiuno. Succede anche perché il corpo è abituato a frequenti picchi di glucosio, e questo si ferma all'improvviso. Questi sintomi dovrebbero sparire in pochi giorni. Si potrebbe sviluppare un'elevata sensibilità al caldo e al freddo, poiché all'inizio il corpo scarica un po' d'acqua. Tuttavia, non persisterebbe a lungo, poiché l'apporto calorico non cambierebbe in modo sostanziale.

Eccessiva minzione e carenze minerali

Questo è un problema che causerà problemi all'inizio. Il corpo cerca di adattarsi ai cambiamenti nella dieta e nel consumo di energia, e nel processo, inizia a scaricare l'acqua. Questo porterà ad una minzione eccessiva. Anche se la perdita di un po' d'acqua può non essere una grande causa di preoccupazione, la perdita di minerali può portare a carenze di minerali. La perdita di minerali dovrebbe essere presa seriamente e il semplice fatto di bere molta acqua non risolve il problema.

I principali minerali che si perdono nel processo sono:

- Sodio
- Potassio
- Calcio
- Magnesio
- Fosfato

Le carenze minerali possono essere superate consumando molti elettroliti. Si possono ottenere facilmente queste soluzioni di elettroliti, e questo dovrebbe risolvere la maggior parte del problema facilmente.

Fame

All'inizio, si può avere fame. La fame leggera non è male. Non si dovrebbe mangiare come e quando si comincia ad avere fame. Il principale ormone della fame, il grelina, viene rilasciato periodicamente dall'intestino, poiché ha più a che fare con la routine che con la fame vera e propria. Se vi sentite leggermente affamati, bere un bicchiere di acqua tiepida o di acqua tiepida con poche gocce di succo di limone vi aiuterà in modo significativo. Non è necessario rispondere ad ogni fitta di fame. Se le fitte della fame sono gravi e diventano una cosa regolare, allora potreste dover modificare la vostra dieta e renderla più densa di sostanze nutritive.

Desiderio di Cibo

Le voglie alimentari sono causate principalmente da alimenti ricchi di zucchero. Se si sta consumando una dieta ad alto contenuto di carboidrati, le probabilità di avere voglie di cibo saranno elevate. Queste voglie diventano ancora peggiori dopo aver mangiato dolci o altre cose del genere che sono pieni di zucchero. Il modo migliore per evitare le voglie di cibo è stare lontano da zucchero e dolci.

Bruciori di stomaco, costipazione e gonfiore

Bruciore di stomaco, costipazione e gonfiore sono sintomi comuni che compaiono quando si inizia il digiuno intermittente o qualsiasi cambiamento significativo della dieta. Ciò accade perché il vostro sistema digestivo sta cercando di adattarsi ai nuovi modelli alimentari.

Il rilascio di succo gastrico nel tratto digestivo è regolato dall'ormone grelina che provoca la sensazione di fame. Il corpo rilascia questo ormone secondo i vostri programmi alimentari, indipendentemente dal bisogno di energia. Ciò significa che se mangiate regolarmente alle 5 di sera, l'intestino rilascerebbe la grelina a quell'ora, anche se avete mangiato un'ora fa. Porterebbe anche al rilascio di succhi gastrici. Quando non si mangia nulla, possono verificarsi bruciori di stomaco e gonfiori.

Tuttavia, non c'è bisogno di preoccuparsene, perché anche questi sintomi si attenuerebbero rapidamente. Il rilascio di grelina si adeguerebbe al vostro nuovo programma alimentare nel giro di pochi giorni.

La stitichezza può verificarsi a causa di un cambiamento nella vostra dieta. Cercate di includere nella vostra dieta cibi più ricchi di fibre e anche il problema della stitichezza scomparirà nel giro di pochi giorni.

Disidratazione

Questo può essere un problema per le donne che non sono molto attente all'acqua potabile. Bisogna bere acqua ogni volta che si ha sete. È un'idea sbagliata quella di dover bere una determinata quantità d'acqua. Bevi semplicemente ogni volta che hai sete e non cercare di reprimere la sete.

Dovreste anche evitare l'eccessiva idratazione, che alla fine porterà alla perdita di minerali a causa di un'eccessiva minzione.

Non mangiare troppo

Questo è un errore che le donne spesso commettono. Alcune donne sentono che, avendo un lungo periodo di digiuno dopo l'ultimo pasto, mangiano troppo per evitare i dolori della fame. Questo è un errore. L'ultimo pasto della giornata dovrebbe essere moderato o leggero. Questo è il pasto, dopo il quale il vostro corpo andrà in inattività e quindi il fabbisogno energetico scenderà automaticamente.

Se mangiate troppo, il vostro corpo non avrà la possibilità di attingere energia dalle riserve di grasso. L'ultimo pasto della giornata dovrebbe essere leggero e ricco di fibre.

Alcune donne si sentono molto affamate al mattino mentre escono dal lungo periodo di digiuno. Mangiano troppo, e anche questo non vi farebbe bene. Mangiare troppo al mattino ti farebbe sentire letargica e assonnata. Il pasto per rompere il digiuno dovrebbe essere denso di sostanze nutritive ed equilibrato. Tuttavia, non dovrebbe essere più in quantità.

Capitolo 18: Impostazione degli Obiettivi per il Successo e la Motivazione

La Chiave per Fissare le Pietre Miliari e Raggiungerle

Impostazione dell'Obiettivo

È molto importante avere obiettivi specifici quando si inizia una qualsiasi routine di perdita di peso. Gli obiettivi sono di responsabilizzazione e aiutano a raccogliere le forze per continuare a muoversi verso di loro. Ci sono solo due grandi problemi che le persone affrontano quando si fissano degli obiettivi.

1. Obiettivi molto grandi e ambigui
2. Lento o nessun progresso

Sono due problemi comuni, che si presentano quando non si pianificano le cose in modo adeguato.

Obiettivi molto grandi e ambigui

153

È sempre importante puntare in alto e avere grandi aspettative, ma anche fissare obiettivi molto grandi che non sono nemmeno chiari nella definizione può portare a delusioni.

Quello che voglio dire è che si vuole essere magri, e quindi ci si pone un obiettivo che si vuole perdere peso e diventare molto magri. Questa è una definizione molto vaga, e non avresti modo di misurare i tuoi progressi.

Per esempio, se si soffre di obesità patologica o di obesità, questo obiettivo è quasi impossibile nel prossimo futuro. Ci vorrebbe un sacco di tempo e di sforzi. Un'altra cosa è la natura vaga dell'obiettivo. Dovrete stabilire degli obiettivi specifici come se voleste perdere 10 o 20 chili in 6 mesi.

Avere obiettivi quantificabili è molto utile. Potete sempre controllare i vostri progressi e avere l'obiettivo in vista. C'è anche un margine di miglioramento relativo.

Lento o nessun progresso

Questo è un problema che generalmente si incontra quando non si rompe l'obiettivo in pietre miliari più piccole. Dovete sempre rompere i vostri obiettivi in pietre miliari più piccoli in modo che a brevi intervalli, si può avere la sensazione di realizzazione. Questo vi manterrà motivati.

Ad esempio, se vi siete prefissati l'obiettivo di perdere 10 chili in 2 mesi, dovreste suddividere il vostro obiettivo in tappe

154

settimanali. Si scenderebbe a 1,25 libbre a settimana. I progressi nelle prime settimane possono essere lenti, ma li raggiungerete più tardi. Suddividere gli obiettivi più grandi in pietre miliari più piccole aiuta a mantenere il progresso generale, e non si sente che il progresso è in stallo.

Modi per rimanere motivati

La perdita di peso può essere un viaggio faticoso e straziante, pieno di alti e bassi. È importante mantenersi motivati e avere i propri pilastri di sostegno, altrimenti ci sono alte probabilità che la risoluzione appassisca.

Confidare in qualcuno

Devi avere qualcuno con cui parlare. Può essere un amico di qualcuno della vostra famiglia che potrebbe fornirvi il sostegno necessario in tempi di crisi emotive.

Unisciti ai gruppi di supporto

Anche i gruppi di sostegno sono molto utili, poiché si possono trovare persone che hanno problemi simili, e si possono condividere i propri problemi con loro e imparare dalle loro esperienze. Condividere i problemi è un buon modo per superarli facilmente.

Meditate

La meditazione è anche un buon modo per rimanere motivati. Ti aiuta a mantenere la mente calma e concentrata. La meditazione vi dà anche una prospettiva più ampia di guardare al problema con una prospettiva positiva.

Capitolo 19: Mantenimento del Peso Desiderato

Rompere Finalmente la Maledizione della Ricaduta di Peso

La ricaduta di peso è un grosso problema che le donne affrontano molto spesso, ed è anche causa di grande delusione. Se non gestita correttamente, la ricaduta di peso diventa un problema normale per le persone, e molto spesso le donne non la considerano come un segno di un problema più grande.

La ricaduta di peso è un chiaro segno di uno stile di vita scadente. Non dovrebbe accadere. Significa che la donna ha uno scarso controllo della propria vita.

Il digiuno intermittente è un ottimo modo per mantenere un dato peso ed evitare le ricadute di peso. È semplice da seguire ed evita che i problemi di peso sfuggano di mano.

Ci sono 4 semplici cose da tenere a mente se si vuole evitare qualsiasi tipo di ricaduta di peso.

1. Cibo
2. Esercizio
3. Riposo/Dormire
4. Routine sana

Cibo

Abbiamo già discusso in dettaglio del cibo in questo libro nei capitoli precedenti. Il cibo gioca un ruolo molto importante nel vostro peso. Il digiuno intermittente vi aiuta molto perché non dovete più preoccuparvi del numero di calorie che state consumando. Tuttavia, questo non significa che possiate diventare avventati riguardo al vostro apporto calorico. Il cibo deve essere trattato come una necessità e si deve evitare il consumo eccessivo di cibo. Si dovrebbe anche evitare di mangiare cibi ad alto contenuto di zucchero e cose fatte di carboidrati raffinati.

Il consumo di una dieta priva di sostanze nutritive vi farà sentire spesso affamati, e mantenere le ore di digiuno diventerà un compito difficile per voi.

Se si desidera mantenere un peso sano, è necessario consumare una dieta densa di sostanze nutritive secondo il vostro fabbisogno calorico. Una volta ogni tanto, in piccole quantità, potete anche avere le cose che desiderate ardentemente mangiare, e questo non avrebbe un grande impatto sul vostro peso.

Esercizio fisico

L'esercizio fisico è importante per mantenere il peso specifico. Se si vuole evitare una ricaduta di peso, è necessario fare esercizio fisico per un determinato periodo di tempo giornaliero. L'esercizio fisico al mattino è sempre il migliore, ma se non si riesce a trovare il tempo al mattino, si può fare anche la sera.

Anche se non siete in grado di fare esercizi rigorosi ad alta intensità, dovete almeno fare esercizi leggeri. Lasciare tutto al digiuno intermittente e al cibo può non essere una buona idea. Lo scopo della routine del digiuno intermittente è quello di aiutarvi a condurre una vita sana.

Anche gli esercizi leggeri possono aiutarvi non solo a bruciare qualche caloria in più, ma anche a costruire una migliore immunità e tolleranza. Per esempio, quando si fa qualsiasi tipo di esercizio come la corsa, il nuoto o qualsiasi altro esercizio che mette un po' di stress sul corpo, il corpo inizia a rilasciare una sostanza chimica chiamata ossido nitrico, questa sostanza chimica aiuta a far espandere i vasi sanguigni e a contrarsi meglio. I vasi sanguigni diventano più flessibili. Dà al vostro cuore il giusto tipo di esercizio. Questo è molto utile nei pazienti che soffrono di problemi cardiaci o di glicemia alta, poiché i loro vasi sanguigni diventano generalmente molto rigidi e perdono la capacità di espandersi o contrarsi correttamente. Questa è la causa degli attacchi di cuore.

L'esercizio fisico quotidiano, anche in piccole quantità, non solo può aiutarvi a mantenere il vostro peso, ma vi aiuterebbe anche a mantenere la vostra salute e la vostra sicurezza.

Dormire

Ne abbiamo già parlato, il sonno è molto importante quando si è a digiuno. Il vostro corpo è poco stressato e il sonno può aiutare il corpo nel processo di riparazione e manutenzione. Un sonno inadeguato porta ad un maggiore stress nel corpo, ma provoca anche una resistenza all'insulina nel corpo. Le persone che di solito lavorano di notte sono più suscettibili all'aumento di peso. La vostra routine di sonno dovrebbe essere in accordo con il vostro ritmo circadiano.

Sana Routine

Questa è una cosa cruciale che viene persa la maggior parte del tempo. Se si vuole mantenere un peso sano, è necessario mantenere una sana routine. Né la vostra mente deve rimanere sempre concentrata sul cibo, né deve tralasciare l'esercizio fisico quotidiano. Una sana routine avrebbe un posto per tutti gli ingredienti principali.

Capitolo 20: Idee per i Pasti

Dieta Ipocalorica (1200 Calorie)

Prima colazione

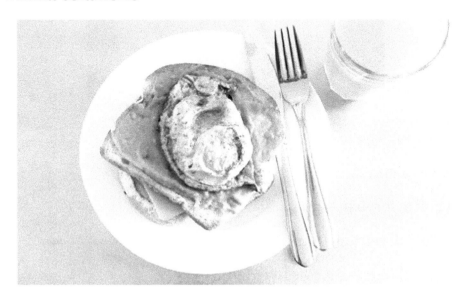

2 Uova in camicia

1 Arancia

1 Fetta di avocado

Pranzo

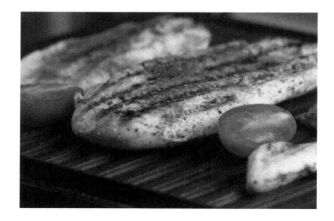

50g Petto di pollo alla griglia

100ml Yogurt

Fagioli al forno in salsa di pomodoro

Insalata di cetrioli e lattuga guarnita con olive

Ingredienti per 4 persone

- 1/3 di tazza di olio d'oliva o di olio vegetale
- 1/4 di tazza di aceto di sidro (o aceto di vino rosso)
- 2 cucchiai di senape di dijon
- 3 cucchiai di salsa Worcestershire
- 2 cucchiai di succo di limone
- 1 cucchiaio di sale
- 1 cucchiaio di pepe
- 2 cucchiai di condimento italiano

- 1 cucchiaino di aglio in polvere
- 1 cucchiaio di zucchero
- 4 petti di pollo disossati senza pelle

Istruzioni

Unire tutti gli ingredienti in una ciotola o in un sacchetto da freezer. Aggiungere il pollo e mescolare bene.

Marinare per 30 minuti (o fino a 4 ore) prima di cucinare il pollo.

Preriscaldare la griglia a fuoco medio alto.

Mettere il pollo sulla griglia per 7-8 minuti. Capovolgere e cuocere altri 7-8 minuti o fino a quando non rimane rosa e il pollo raggiunge i 165°F.

Riposare 3-5 minuti prima di affettare.

Fagioli al forno in salsa di pomodoro

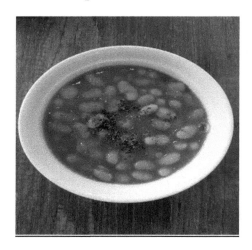

Se si vuole risparmiare tempo, si possono usare fagioli in scatola invece che secchi. Utilizzare 3 o 4 lattine da 15 once, sgocciolate e risciacquate e procedere al punto 3. Se volete una versione vegetariana, saltate la pancetta, aumentate l'olio d'oliva e usate il brodo vegetale.

INGREDIENTI

- 1 libbra di cannellini secchi, borlotti o fagioli del Grande Nord
- 1 cucchiaio di olio extra vergine di oliva
- 1/4 di libbra di bacon o pancetta, tritata grossolanamente
- 1/2 cipolla media, tritata
- 4 spicchi d'aglio, tritati
- 1 cucchiaio di salvia fresca, tritata (o rosmarino fresco)

- 1/2 o 1 cucchiaino di fiocchi di chile (a seconda di quanto piccante si desidera)
- 2 cucchiai di miele
- 1/4 di tazza di concentrato di pomodoro
- 1 pomodoro schiacciato da 15 once o salsa di pomodoro
- 2 tazze di brodo di manzo o di pollo (utilizzare brodo senza glutine per la versione senza glutine)
- Sale
- 1/2 tazza di prezzemolo fresco tritato
- 2 cucchiai di aceto balsamico

Istruzioni

1 Immergere i fagioli in acqua: Mettere a bagno i fagioli in acqua, coprendoli con due pollici di acqua e lasciandoli a mollo per una notte, oppure versandovi sopra dell'acqua bollente e lasciandoli a mollo per un'ora.

2 Scolare i fagioli, coprirli con acqua e cuocerli fino a quando saranno teneri: Scolare i fagioli e metterli in una pentola di medie dimensioni e coprirli con 5 cm d'acqua. Portare a bollore, coprire, ridurre il calore a fuoco lento e cuocere fino a quando i fagioli saranno appena morbidi abbastanza da poter essere mangiati, circa 1 ora, più o meno 15 minuti, a seconda dell'età dei fagioli (i fagioli più vecchi impiegheranno più tempo a cuocere).

165

3 Cuocere il bacon o la pancetta: preriscaldare il forno a 325°F. In una pentola da 3 o 4 quartini a fondo pesante, a prova di forno, con coperchio, scaldare l'olio d'oliva a fuoco medio. Aggiungere il bacon o la pancetta e cuocere lentamente fino a quando non sarà leggermente rosolato e croccante.

4 Soffriggere le cipolle: Aggiungere le cipolle tritate e aumentare la fiamma a fuoco medio-alto. Cuocere, mescolando spesso, fino a quando le cipolle iniziano a rosolare. Con un cucchiaio di legno grattare via i pezzetti rosolati dal fondo della pentola.

5 Aggiungere l'aglio, i fiocchi di peperoncino, la salvia, poi aggiungere i pomodori e il brodo: Aggiungere l'aglio, i fiocchi di peperoncino e la salvia e far cuocere per 1-2 minuti, poi aggiungere il miele e il concentrato di pomodoro. Mescolare bene per amalgamare.

Aggiungere i pomodori o la salsa di pomodoro e il brodo. Portare a bollore. Assaggiare per salare e aggiungerne un po' se necessario.

6 Aggiungere i fagioli, coprire, cuocere in forno: Scolare i fagioli e aggiungerli alla pentola. Mescolare bene.

Coprire la pentola e cuocere in forno a 325°F per 1 ora e 15 minuti.

Se ancora un po' bagnato, togliere il coperchio e cuocere ancora per 15 minuti.

Notate che il tempo di cottura dipenderà da diverse cose, la più importante è quanto bene sono stati cotti i fagioli all'inizio quando sono stati fatti cuocere a fuoco lento.

Se i fagioli sono ancora un po' duri quando vanno in forno, possono essere necessarie diverse ore per ammorbidirli, una volta aggiunti il pomodoro e il miele.

7 Mescolare con prezzemolo e aceto balsamico: Poco prima di servire, mescolare delicatamente il prezzemolo tritato e l'aceto balsamico. Assaggiare per il sale, aggiungere altro se necessario a piacere.

Servire caldo o a temperatura ambiente.

Cena

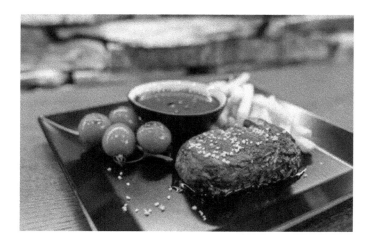

50g di bistecca fritta in padella con mezza tazza di lenticchie cotte

150g Pesche a fette

Ingredienti per 4 persone

- 250g lenticchie
- 200g di bietole arcobaleno o bietole svizzere
- 100g cavolo riccio
- 3-4 cucchiai di olio extravergine
- 2 spicchi d'aglio
- Manciata di cipolline
- 2-3 cucchiai di aceto di vino rosso
- 4 bistecche britanniche (lombata o scamone)
- ½-1 limone

Cuocere le lenticchie per 15-20 minuti in una grande padella di acqua bollente salata fino a quando saranno appena tenere. Nel frattempo, separare i gambi delle bietole e le foglie; tagliare i gambi a fette di 2 cm e dividere le foglie in quarti.

Scaldare una padella con un filo d'olio d'oliva, aggiungere le bietole e i cavoli, poi condire. Cuocere a fuoco vivo, saltando, per 2-3 minuti fino a quando non saranno appassite e tenere. Trasferire in una ciotola grande. Scolate le lenticchie cotte, poi aggiungete nella ciotola con 3-4 cucchiai di olio d'oliva e condite. Schiacciare l'aglio, affettare le cipolline e saltare con le lenticchie e l'aceto a piacere.

Pulire la padella e rimetterla a fuoco vivo. Spennellare le bistecche con olio e condire. Friggere per 11/2 minuti su ogni lato per il raro; 2 minuti per il medio-raro; 3 minuti per il medio-bene. Riposare le bistecche per 2-3 minuti.

Versare nelle lenticchie gli eventuali succhi di frutta a riposo e spremere il succo di limone a piacere. Buttare, quindi servire con le bistecche.

Dieta a Medio Contenuto Calorico (1500 calorie)

Prima colazione

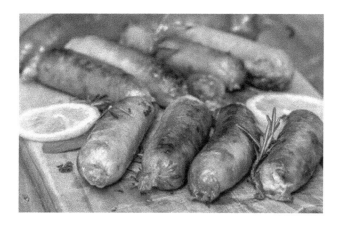

Salsiccia per la prima colazione

Ingredienti

- 10 libbre di carne suina/spalla di maiale disossata (questo taglio è consigliato per il giusto rapporto tra carne magra e grasso)
- 3/4 di tazza di salvia fresca tritata
- 3 cucchiai di timo fresco tritato
- 5 cucchiai di sale marino
- 2 cucchiai di zenzero macinato
- 1 1/2 cucchiai e mezzo di pepe bianco appena macinato
- 1 1/2 cucchiai e mezzo di pepe nero appena macinato
- 2 cucchiai di aglio fresco tritato
- 1 cucchiaio di noce moscata macinata

- 2 tazze di acqua ghiacciata
- Budella di pecora (3/4 di pollice/20 mm, circa 30 piedi), imbevuti e accuratamente risciacquati

Per una variante più dolce: Aggiungere 1 tazza di sciroppo d'acero insieme all'acqua ghiacciata

Istruzioni

Tagliare la carne di maiale in pezzi da 1/2 pollice e congelarla per circa 45 minuti per portarla ad una temperatura di 32 gradi centigradi. Tritare la carne di maiale attraverso un dado 1/4 di pollice (6 mm) (io uso questo tritacarne). Macinare la carne rapidamente nella ciotola di un mixer stand (idealmente hanno la ciotola impostato in cima a un bagno di ghiaccio per mantenere la carne fredda) e poi macinare il tutto una seconda volta. Raffreddare la carne in frigorifero mentre si assembla la miscela di spezie.

In una ciotola unite il sale, la salvia, il timo, lo zenzero, il pepe bianco e nero, l'aglio e la noce moscata.

Togliete la carne macinata dal frigorifero e mettetela sul frullatore a cavalletto dotato di una paletta. (Se c'è spazio nel freezer, pre-miscelare la ciotola.) Aggiungere il composto di spezie e l'acqua ghiacciata. Mescolatelo con la paletta per 3-4 minuti fino a quando non cominciano a comparire dei fili nella carne (se prendete un ciuffo di carne e lo staccate con le dita vedrete dei piccoli fili che si staccano). Raffreddate il composto in frigorifero mentre preparate la salsiccia. Prendete un po' del composto di carne, friggetelo, assaggiatelo e regolate i condimenti se necessario.

Infilate la salsiccia con i budelli di pecora preparati, riempite la salsiccia con il composto di carne e riempite i budelli facendo attenzione ad evitare vuoti d'aria e a non riempire troppo il budello. Avvolgere le salsicce in anelli. Usate un punteruolo da salsiccia per eliminare le bolle d'aria dalle maglie.

Cuocere le salsicce riscaldando un po' d'olio in una padella e friggere le salsicce su ogni lato per circa 3 minuti fino a quando non sono rosolate e fatte nel mezzo (temperatura interna di 155 gradi F).

OPPURE potete cuocere le salsicce (non bollite) in acqua leggermente salata fino a quando la loro temperatura interna raggiunge i 155 gradi F, poi lasciatele raffreddare in acqua ghiacciata, avvolgetele e conservatele in frigorifero fino a una settimana o in freezer per un massimo di 2 mesi.

Note

È fondamentale mantenere la carne sufficientemente fredda durante tutto il processo in modo che sia visibile una corretta definizione tra carne magra e grasso, altrimenti se il grasso viene schiacciato e spalmato nella carne le salsicce non avranno una buona consistenza (se questo accade utilizzare la salsiccia macinata per la cottura come si macina la salsiccia italiana). Mantenendo la carne adeguatamente raffreddata si eviterà anche la crescita di batteri.

Se preferite, potete saltare il processo di insaccamento della salsiccia e formare semplicemente il composto in polpette e friggerle. (Sentitevi liberi di dimezzare o ridurre in quarti la ricetta se non la fate alla rinfusa).

Calorie: 103kcal | Proteine: 14g | Grassi: 4g | Grassi saturi: 1g.

Pranzo

Casseruola di pollo e funghi 100g servita con una tazza di riso cotto e mezza tazza di piselli cotti e insalata di barbabietole.

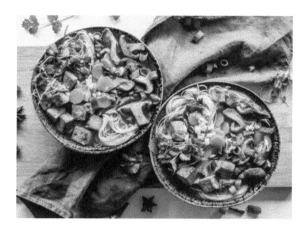

Ingredienti

- 5 petti di pollo tagliati in grossi pezzi o strisce
- 9 cucchiai di farina per tutti gli usi farina per tutti gli usi
- 1 cucchiaino di sale
- 1 cucchiaino di pepe nero
- 2 cucchiai di olio vegetale
- 2 cucchiai di burro non salato
- 3 cipolle marroni pelate e tagliate a dadini fini
- 5 spicchi d'aglio pelati e tritati
- 1 cucchiaino di timo essiccato
- ½ cucchiaino di sale di sedano opzionale
- 1 litro di brodo di pollo
- 300 ml di latte

- 2 cucchiai di succo di limone appena spremuto
- 16-20 funghi castagna tagliati a fette spesse (anche i funghi bianchi)
- 240 ml di crema doppia (pesante)

Opzionale: 3 cucchiai di farina di mais/amido di mais mescolati con 5 cucchiai di acqua fredda - per fare un impasto

Piccolo mazzo di prezzemolo tritato

Servire con:

Purè di patate

Germogli

Piselli

Granturco dolce

Istruzioni

Mettere il pollo in una ciotola con 6 cucchiai di farina più 1/2 cucchiaio di sale e pepe. Mettete il pollo nella farina e conditelo con la farina e il condimento.

Scaldare l'olio a fuoco vivo in una padella grande (padella) e aggiungere il pollo. Rosolare tutto (a questo punto non è necessario che sia cotto a fondo). Togliere dalla padella con un cucchiaio a fessura e mettere da parte.

Mettere il burro nella stessa padella e sciogliere a fuoco medio-basso. Aggiungere le cipolle, l'aglio, il timo e il sedano e far cuocere per 5 minuti fino a quando la cipolla non si ammorbidisce. Cospargere i rimanenti 3 cucchiai di farina e mescolare per un minuto (sarà grumosa).

Versare una spruzzata di brodo e mescolare con una frusta fino ad ottenere un composto. Continuate ad aggiungere il brodo, un po' alla volta, mescolando, fino a quando tutto il brodo non sarà aggiunto e avrete una salsa liscia senza grumi (le cipolle saranno comunque ancora lì dentro - quindi sembrerà un po' grumosa per questo).

Aggiungete il latte e continuate a mescolare sul fuoco finché la salsa non si addensa, quindi aggiungete il succo di limone.

Aggiungere i funghi, il pollo e i rimanenti 1/2 cucchiaino di sale e pepe. Mettere un coperchio sulla padella e far bollire dolcemente sul fuoco per 20 minuti.

In alternativa, a questo punto si può trasferire in una casseruola. Coprire con carta stagnola e mettere in forno a 175C/350F per 30 minuti.

Togliere il coperchio e mescolare la panna, poi riscaldare per altri 5 minuti (rimettere in forno se la cottura è in corso).

Togliere il coperchio e testare per il condimento. Aggiungere un po' più di sale e pepe se necessario.

Se volete che la salsa sia più densa, a questo punto potete mescolare la farina di mais. Aggiungete una spruzzatina alla volta, mescolando, fino ad ottenere lo spessore desiderato.

Servire la casseruola con una tazza di riso cotto, insalata di barbabietole e una spolverata di prezzemolo.

Cena

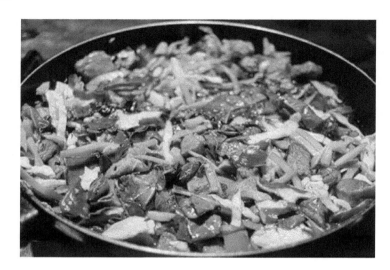

100g di salmone in padella con una tazza di riso integrale cotto

Mezza tazza di pomodori e cipolle cotte con lattuga e arance a fette sulla parte superiore. Si può anche aggiungere la salsa di maionese per il gusto

50g di yogurt

Dieta ad Alto Contenuto Calorico (1800 calorie)

Prima colazione

Brindisi a base di cereali integrali Southwestern

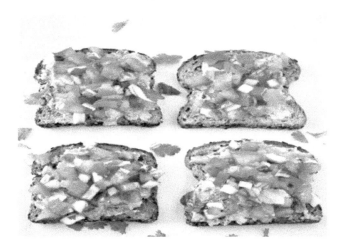

Ingredienti

- 3 pomodori a dadini
- 1/2 tazza a dadini di cipolla rossa
- 1 T di coriandolo tritato
- 1 spicchio d'aglio tritato
- Succo da 1 calce
- Sale marino a piacere
- 2 grandi avocado, schiacciati
- 4 fette eureka! Grani dolci per bambini

Istruzioni

Mescolare tutti gli ingredienti, tranne l'avocado e il pane, in una ciotola.

Tostare il pane.

Spalmare un po' di avocado in purea su ogni fetta di pane tostato.

Aggiungere il composto di salsa sopra ogni fetta.

Servire immediatamente per ottenere i migliori risultati. Buon appetito!

Pranzo

Polpette di Pollo in salsa Teriyaki

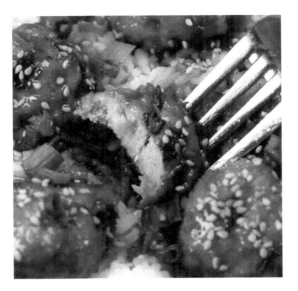

Ingredienti per 3 porzioni

MEATBALLS

- 1 libbra di pollo macinato (455 g)
- 1 uovo
- 1 tazza pangrattato (50 g)
- 1 cucchiaino d'aglio tritato
- 2 cucchiaini di zenzero fresco, tritato
- 1 cucchiaio di salsa di soia
- 2 cucchiai di scalogno, tritato
- ½ cucchiaino di sale
- ¼ di cucchiaino di pepe

181

GLAZE

- ½ tazza di salsa di soia (120 ml)
- ½ cucchiaio di olio di sesamo
- 1 cucchiaio di aceto di riso
- 2 cucchiai di miele
- ½ cucchiaio sriracha (salsa piccante)
- ½ tazza di zucchero di canna (110 g)
- 2 cucchiaini di aglio tritato
- 2 cucchiaini di zenzero fresco, tritato
- ½ cucchiaio di amido di mais
- ½ cucchiaio d'acqua
- semi di sesamo, opzionale
- Scalogno, opzionale

Preparazione

Preriscaldare il forno a 200°F (200°C). Foderare una teglia da forno con carta pergamena e mettere da parte.

Unire tutti gli ingredienti per le polpette in una ciotola.

Mescolare fino a quando tutti gli ingredienti sono ben amalgamati.

Utilizzare una pallina di gelato o un cucchiaio e formare le polpette di carne. Mettere sulla teglia da forno.

Cuocere in forno per 20-25 minuti (fino a quando non sarà leggermente rosolato e il pollo sarà cotto a fondo).

Nel frattempo, preparare la glassa! Versare la salsa di soia, l'aceto di riso, l'olio di sesamo, il miele, la sriracha, l'aglio, lo zenzero e lo zucchero di canna in una padella.

Accendere il fuoco medio e mescolare finché lo zucchero non si è sciolto.

Quindi, versare il fango di amido di mais e frullare fino a quando la salsa non si sarà addensata (circa 5 minuti).

Aggiungere le polpette di carne alla salsiera e ricoprirle uniformemente con la glassa teriyaki.

Servire sopra il riso o servire da soli! Guarnire con scalogni e semi di sesamo.

Buon appetito!

Cena

Skillet di gamberi e verdure con salsiccia

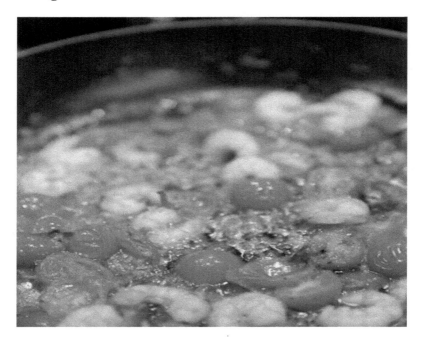

Ingredienti:

1. Tagliare le verdure a pezzettini.

2. Mettere i gamberi in una ciotola media e aggiungere il condimento Cajun, la paprica, il sale e l'olio d'oliva. Mescolare bene.

3. Scaldare una padella grande a fuoco medio-alto. Aggiungere i gamberi e cuocere per circa 6-7 minuti, o fino a cottura completa. Togliere i gamberi dalla padella e metterli da parte.

184

4. Aggiungere alla stessa padella l'aglio, il burro e le verdure. 5. Salare e soffriggere per circa 10 minuti, o fino a quando le verdure sono tenere.

5. Rimettere i gamberi nella padella, mescolare bene e guarnire con il prezzemolo. Servire.

<u>Con cosa servire i gamberi e le verdure?</u>

Questo gustoso piatto può essere servito così com'è, con del pane croccante a parte. Si abbina bene anche con riso cotto, quinoa, couscous e pasta.

Questa padella di gamberi e verdure sta bene in frigorifero e ha un ottimo sapore il giorno dopo. È anche un'ottima opzione per la preparazione dei pasti. Buon appetito!

Conclusioni

Grazie per essere arrivati fino alla fine di questo libro, speriamo che sia stato informativo e in grado di fornirvi tutti gli strumenti necessari per raggiungere i vostri obiettivi, qualunque essi siano.

Il digiuno intermittente è emerso come un ottimo modo per perdere il grasso corporeo e guadagnare una buona salute. Eppure, molte donne non riescono ad ottenere tutti i benefici di questo meraviglioso processo a causa della mancanza di conoscenza del processo. Questo libro ha cercato di portare tutti i punti importanti in primo piano in modo da poter ottenere tutti i benefici del digiuno intermittente senza dover affrontare gli effetti negativi.

Tutto quello che dovete fare è seguire le informazioni fornite nel libro e attenervi alla routine adottata.

È inoltre possibile ottenere tutti i benefici del processo seguendo i semplici passi indicati nel libro.

Spero che questo libro sia davvero in grado di aiutarvi a raggiungere i vostri obiettivi.

.

Lightning Source UK Ltd.
Milton Keynes UK
UKHW020653160421
382097UK00012B/690